La enfermera

en Radiología

La Guía completa

ALEXANDRE CAREWELL

Índice

7

« Radiología: ¡donde nos hacemos selfies internos para ver si todo está en su sitio por dentro! »

Introducción

Prólogo: ¿Por qué este libro?

La radiología, esa vasta extensión de ondas invisibles, imágenes misteriosas y técnicas innovadoras, es mucho más que una serie de exámenes médicos. Es la ventana a través de la cual la medicina contemporánea mira para comprender, diagnosticar y, en última instancia, curar. En el corazón de este campo en constante evolución se encuentran las enfermeras de radiología, los verdaderos pilares de este mundo médico a menudo poco conocido.

Este libro nació de la pasión y del deseo ardiente de arrojar luz sobre el singular, pero oh-tan-recompensante, viaje de estas profesionales. En un momento en el que la tecnología evoluciona a una velocidad vertiginosa y cada día surgen nuevas técnicas y enfoques, es crucial disponer de una guía fiable que esté arraigada en la realidad cotidiana de estas enfermeras.

Entonces, ¿por qué este libro en particular? En primer lugar, porque pretende llenar un vacío. Aunque la literatura médica está repleta de libros sobre diversas especialidades, pocos de ellos se detienen realmente en el papel específico y los retos de las enfermeras de radiología. Este libro es una oda a su dedicación, un testamento de su pericia y, sobre todo, una herramienta para todos aquellos que deseen seguir sus pasos.

Es más, no es sólo un libro de teoría. Se basa en historias reales, experiencias reales, dificultades superadas y victorias celebradas. Ofrece una mirada sincera a lo que significa ser enfermera de radiología, desde los primeros pasos vacilantes de una principiante hasta los complejos retos a los que se enfrentan las veteranas de este campo.

Por último, a lo largo de sus páginas, este libro pretende animar, inspirar y guiar. Tanto si es un estudiante, un principiante o un profesional experimentado, está diseñado pensando en usted. Para recordarle por qué eligió este camino, para mostrarle lo mucho que puede conseguir y para asegurarle que, sean cuales sean los retos que tenga por delante, nunca estará solo.

Feliz lectura y bienvenido al fascinante mundo de la radiología a través de los ojos de quienes lo viven cada día.

Radiología: Un mundo invisible al descubierto

Tras los muros de los hospitales, entre los bastidores de la medicina, se esconde una dimensión donde lo invisible se hace palpable, donde lo desconocido se revela y donde la magia se encuentra con la ciencia. Es el reino de la radiología, una disciplina que ha transformado el arte del diagnóstico y el tratamiento, permitiéndonos viajar al interior del cuerpo humano sin necesidad de la más mínima incisión.

Imagine un mundo en el que podemos ver los latidos del corazón de un niño antes incluso de que nazca, detectar un tumor en sus primeras fases de desarrollo o visualizar las complejidades de los vasos sanguíneos que recorren nuestro cerebro. Es un mundo que podría pertenecer fácilmente a un cuento de fantasía, pero en realidad es el día a día de los profesionales de la radiología.

Aunque antaño la radiología se consideraba una simple rama auxiliar de la medicina, con el paso de las décadas se ha convertido en una de sus piedras angulares. Gracias a los constantes avances tecnológicos, se ha convertido no sólo en una herramienta diagnóstica, sino también terapéutica, cambiando la vida de millones de personas en todo el mundo.

Pero, ¿qué hace que la radiología sea tan especial, tan única? Quizá sea su capacidad para revelar lo invisible, para hacer tangible lo intangible. Mientras que nuestros sentidos naturales tienen sus límites, la radiología los trasciende, ofreciéndonos una visión casi sobrehumana de nuestro propio cuerpo. Cada imagen producida es una narración, una historia sobre la salud, la enfermedad, la curación y, a veces, el misterio.

En el corazón de este mundo se encuentran los radiólogos, esos detectives médicos, y las enfermeras de radiología, esos benévolos guardianes del paciente. Ellos son los intérpretes de estas narraciones visuales, traduciendo cada sombra, cada matiz, cada contraste a un lenguaje que el resto del mundo médico pueda entender y utilizar.

Pero más allá de la técnica, la radiología es también un arte. Se necesita un ojo agudo para ver las sutilezas, una mano hábil para guiar los instrumentos y un corazón compasivo para apoyar y tranquilizar al paciente durante el examen. Es una delicada danza entre la máquina y el hombre, la tecnología y la empatía.

Así que la próxima vez que oiga la palabra "radiología", piense en este asombroso universo donde se revela lo invisible, donde cada imagen es una historia y donde la ciencia se mezcla con la humanidad para comprender y tratar mejor. La radiología no es sólo una especialidad médica, es una ventana al milagro interior de la vida.

Cómo utilizar este libro: Guía para profesionales en ciernes

Adentrarse en el mundo de la radiología, con su jerga técnica, sus imponentes máquinas y sus estrictos protocolos, puede parecer desalentador. Pero no se preocupe, tiene en sus manos la herramienta ideal para navegar por este mar de información con confianza. A continuación le ofrecemos algunos consejos para utilizar este libro de la mejor manera posible y maximizar su aprendizaje.

1. Empiece por el principio.
Aunque pueda parecer obvio, es esencial empezar por lo básico. Familiarícese con la historia de la radiología, los conceptos principales y los fundamentos. Esto le proporcionará una base sólida sobre la que construir sus conocimientos.

2. No se precipite en la lectura.
La radiología es una disciplina compleja y cada capítulo de este libro está diseñado para profundizar en una faceta específica. Tómese su tiempo para digerir cada sección, relea si es necesario y, sobre todo, aplique lo aprendido en su entorno de trabajo.

3. Utilice los estudios de casos.
A lo largo del libro encontrará estudios de casos reales que ponen de relieve situaciones concretas encontradas en el mundo de la radiología. Estos estudios no son simples anécdotas, sino herramientas de aprendizaje. Analícelos, coméntelos con sus colegas y utilícelos como punto de partida para la reflexión y el debate.

4. Practicar el pensamiento independiente.
Cada capítulo termina con una serie de preguntas y reflexiones. No las descuide. Tómese un momento para responder, para cuestionarse, para integrar plenamente el contenido. Estos momentos de reflexión personal reforzarán su comprensión.

5. Colabore y comparta.

La radiología, como cualquier disciplina médica, es un trabajo de equipo. Comparta lo que aprenda con sus colegas, haga preguntas, forme grupos de estudio. Rodearse de personas con ideas afines enriquecerá su experiencia de aprendizaje.

6. Vuelva a menudo.

Este libro no está diseñado para leerlo una vez y luego guardarlo en una estantería. A medida que avance en su carrera profesional, descubrirá que algunas secciones adquieren mayor relevancia y que otras necesitan ser releídas. Téngalo a mano y utilícelo como un recurso continuo.

7. Participe activamente.

La mejor forma de aprender es haciendo. Ponga en práctica sus conocimientos, participe en proyectos de investigación, asista a conferencias y busque constantemente ampliar sus horizontes.

Este libro es algo más que una fuente de información. Es un compañero, un mentor en papel, diseñado para guiarle en cada etapa de su carrera radiológica. Cada página es una invitación al descubrimiento, cada capítulo un paso más hacia la excelencia profesional. Así que, queridos profesionales en ciernes, abran bien los ojos, sumérjanse en este tesoro de conocimientos y prepárense para iluminar el mundo invisible de la radiología.

Capítulo 1

SUMERGIRSE EN EL UNIVERSO RADIOLOGÍA

Historia de la radiología :
De los rayos X a la resonancia magnética

La radiología ocupa un lugar único en la gran saga de la medicina. Es una historia de innovación, descubrimientos accidentales, pioneros audaces y la constante evolución de nuestra capacidad para ver más allá de la superficie. Desde el descubrimiento de los rayos X hasta el advenimiento de la resonancia magnética, embárquese en un fascinante viaje a través del tiempo.

En el principio fueron los rayos X
En 1895, Wilhelm Conrad Röntgen, físico alemán, hizo un descubrimiento que iba a revolucionar el mundo de la medicina. Mientras experimentaba con tubos de rayos catódicos, observó un resplandor fluorescente procedente de una pantalla cercana. Intrigado, continuó sus investigaciones y descubrió los rayos X, capaces de penetrar en la materia y producir imágenes en una placa fotográfica. La imagen más famosa de esta época es la de la mano de su esposa, que muestra claramente los huesos. Había nacido la radiología.

La Primera Guerra Mundial: campo de batalla y terreno para la innovación
Durante la Gran Guerra, la necesidad de localizar rápidamente las balas y la metralla en el cuerpo de los soldados hizo de la radiología una herramienta médica esencial. Los "Little Curies", unidades móviles de radiografía, se desplegaron en el frente, marcando una etapa crucial en el reconocimiento de la importancia de la radiología en la atención al paciente.

Los años de la posguerra: expansión y especialización
En las décadas siguientes se produjo un crecimiento exponencial del uso de los rayos X en medicina. Los equipos se hicieron más sofisticados, permitiendo imágenes de mejor calidad. La fluoroscopia hizo su aparición, ofreciendo imágenes en tiempo real.

La llegada de la tomografía

En la década de 1970, la tomografía axial computerizada (TAC) revolucionó la radiología. Gracias al uso de ordenadores, ahora era posible obtener imágenes tridimensionales del cuerpo, que proporcionaban un detalle hasta entonces inigualable.

La era de la IRM

En la década siguiente se introdujo la resonancia magnética (RM). En lugar de rayos X, la IRM utiliza campos magnéticos y ondas de radio para producir imágenes detalladas, sobre todo de los tejidos blandos. Su capacidad para visualizar el cerebro y otros órganos internos con una precisión excepcional la ha convertido en una herramienta inestimable.

Mirando al futuro: innovación y nuevos horizontes

Hoy en día, la radiología sigue evolucionando a un ritmo vertiginoso. Las nuevas técnicas, como la resonancia magnética funcional (RMf) y la tomografía por emisión de positrones (PET), están abriendo nuevos horizontes en la comprensión y el tratamiento de las enfermedades.

Echando la vista atrás, la trayectoria de la radiología es realmente asombrosa. Desde sus humildes comienzos con los rayos X hasta la tecnología punta actual, refleja nuestra búsqueda incesante por comprender el cuerpo humano, ver lo invisible y proporcionar una atención mejor y más eficaz para todos. La historia de la radiología es testimonio vivo de la capacidad de la humanidad para innovar y trascender sus límites. ¿Y quién sabe lo que nos deparará el futuro?

La enfermera de radiología : Función, responsabilidades y un día típico

La enfermera de radiología es a menudo el alma oculta del departamento, ya que proporciona un vínculo esencial entre la tecnología y el paciente. Su misión va más allá de la mera administración de cuidados de enfermería convencionales. Ella está en el corazón de un entorno tecnológico avanzado, y su papel requiere tanta habilidad clínica como humanidad.

El papel de la enfermera de radiología
En el mundo de la radiología, la enfermera es un pivote central. Prepara al paciente para el examen, garantiza su comodidad, a veces administra los productos de contraste, vigila su salud durante el procedimiento y cuida de él al darle el alta. También actúa como intermediaria entre el paciente y el radiólogo, traduciendo la información compleja a términos sencillos para tranquilizar e informar al paciente.

Responsabilidades clave

Preparación del paciente: La enfermera elabora el historial médico, comprueba que el paciente no tiene contraindicaciones para el examen y le explica el procedimiento que se va a realizar.

Gestión de los agentes de contraste: Algunas radiografías requieren el uso de agentes de contraste. La enfermera comprueba si hay alergias, a veces prepara y administra estos productos y vigila cualquier reacción.

Vigilancia continua: Durante el examen, la enfermera vigila las constantes vitales del paciente e interviene en caso de cualquier anomalía o molestia.

Cuidados posteriores al examen: Tras el examen, la enfermera se asegura de que el paciente se encuentra bien, le da consejos posteriores al examen si es necesario y le prepara para marcharse.

Un día típico para una enfermera de radiología

8:00 - Llegada e inspección de la sala de radiología. Comprobación del equipo y preparación de los suministros para el día.

8.30 - Primer paciente atendido. Entrevista previa al examen, preparación y puesta a punto para la radiografía.

9.15 h - Administración de un agente de contraste para una tomografía computarizada. Monitorización del paciente durante el examen.

10:00 - Gestión de un paciente ansioso. Discusión, tranquilización y creación de confianza antes de la resonancia magnética.

11:30 - Pausa rápida para comer.

12:00 - Asistencia durante un procedimiento intervencionista, como una biopsia guiada por rayos X.

13:30 - Asistencia posterior al examen de varios pacientes.

14.15 - Formación continua: aprendizaje de una nueva técnica o equipo con el equipo.

15.00 - Acompañamiento de un niño para una radiografía. Utilización de técnicas de distracción para facilitar el examen.

16:30 - Últimos pacientes del día.

17:00 - Limpieza y desinfección de la sala. Preparación para el día siguiente.

17:30 - Salida.

Más allá de estas tareas, lo que realmente distingue a las enfermeras de radiología es su capacidad para combinar los conocimientos técnicos con la competencia humana. Cada paciente es único, con sus propias preocupaciones y necesidades, y la enfermera está ahí para hacer que su experiencia sea lo más agradable posible. En un mundo en el que las máquinas son omnipresentes, el ser humano

23

sigue estando en el centro de todo. Y ahí es donde brilla realmente la enfermera de radiología.

El lenguaje de la radiología : Glosario de términos y abreviaturas esenciales

La radiología tiene su propia jerga, una mezcla de expresiones técnicas, términos médicos y abreviaturas. Para las enfermeras de radiología, dominar este lenguaje es esencial. A continuación le presentamos algunos de los términos y abreviaturas clave que se utilizan en el trabajo diario en radiología.

Términos clave :

Radiografía: Técnica médica de diagnóstico por imagen que utiliza rayos X para visualizar el interior del cuerpo, en particular los huesos.

Escáner (o TC): Tomografía axial computerizada. Técnica de diagnóstico por imagen que produce imágenes tridimensionales del cuerpo.

IRM: Resonancia magnética. Técnica que utiliza campos magnéticos para obtener imágenes detalladas de los tejidos blandos.

Fluoroscopia: Técnica que utiliza rayos X para visualizar estructuras internas en tiempo real.

Producto de contraste: Sustancia administrada al paciente para mejorar la visibilidad de determinadas estructuras o fluidos durante la obtención de imágenes.

Biopsia guiada: toma de una muestra de tejido con ayuda de una técnica de imagen para localizar con precisión la zona afectada.

Abreviaturas comunes :

AP: Anteroposterior (dirección en la que los rayos X atraviesan el cuerpo).

PA: Posteroanterior (opuesto a AP).

LL: Flanqueador izquierdo (vista lateral, lado izquierdo).

RL: Lateral derecho (vista lateral, lado derecho).

DV: Dorso-ventral (de la espalda al vientre).

VD: Ventro-dorsal (del vientre a la espalda).

TDM: Tomodensitométrie (equivalente francés del TAC).

FOV: Campo de visión en resonancia magnética.

PACS: Sistema de Archivo y Comunicación de Imágenes.

TE: Tiempo de eco (parámetro de la IRM).

TR: Tiempo de repetición (otro parámetro de la IRM).

Es importante señalar que la lista anterior no es exhaustiva y que la radiología es un campo en constante evolución. Periódicamente se introducen nuevos términos y abreviaturas con la llegada de nuevas tecnologías y técnicas.

Dominar este léxico permite a la enfermera de radiología comunicarse eficazmente con el equipo médico, comprender las exigencias y necesidades específicas de las exploraciones y explicar con claridad los procedimientos a los pacientes. Es la clave para navegar con confianza por el fascinante pero a veces confuso mundo de la radiología.

Capítulo 2

LA SEGURIDAD ANTE TODO

Los principios de la protección radiológica: ¿Por qué es importante?

En el reluciente mundo de la radiología, la protección radiológica es el centinela silencioso. Garantiza que el milagro de ver a través del cuerpo humano no se convierta en una maldición para quienes trabajan en él o para los pacientes que se benefician de él. Comprender la importancia de la protección radiológica es vital para cualquier profesional que trabaje en este campo, especialmente para las enfermeras de radiología, que a menudo son el primer punto de contacto para los pacientes.

La esencia de la protección contra las radiaciones :
La protección contra las radiaciones, como su nombre indica, tiene por objeto proteger contra los efectos nocivos de las radiaciones ionizantes. Aunque estas radiaciones son beneficiosas para el diagnóstico y determinados tratamientos, pueden tener efectos deletéreos en los tejidos biológicos.
Por qué es crucial:

    Protección del paciente: Una dosis incorrecta o una exposición innecesaria a la radiación pueden aumentar el riesgo de daño celular o cáncer a largo plazo.

    Protección del personal: Los profesionales de la salud corren riesgos porque se encuentran regularmente cerca de fuentes de radiación. Una protección y formación adecuadas reducen este riesgo.

    Responsabilidad legal y ética: Las normas de protección radiológica se rigen por leyes y directivas. Descuidarlas puede tener consecuencias legales y éticas.

Los tres principios fundamentales de la protección radiológica :

Justificación: Cualquier procedimiento médico que implique la exposición a radiaciones debe estar justificado. Esto significa que los beneficios esperados para el paciente deben superar los riesgos potenciales.

Optimización: La exposición debe ser tan baja como sea razonablemente posible (principio ALARA - "As Low As Reasonably Achievable"). Esto significa utilizar la menor radiación posible para obtener la imagen requerida, optimizando los ajustes de la máquina y utilizando equipos de protección.

Límites de dosis: Se han establecido límites de exposición para garantizar que nadie, ni paciente ni profesional, se exponga a niveles peligrosos de radiación.

La realidad cotidiana de la protección radiológica :

La protección radiológica es algo más que una cuestión de principios; es una realidad práctica en el trabajo diario de una enfermera de radiología. Lleva un delantal de plomo para protegerse durante los procedimientos, se coloca detrás de pantallas protectoras siempre que es posible, lleva un dosímetro para controlar su exposición personal y guía a los pacientes para asegurarse de que están correctamente colocados y protegidos.

La protección radiológica es un delicado acto de equilibrio entre la necesidad médica, la protección y la responsabilidad. Requiere una vigilancia constante y una formación continua. Pero, en última instancia, garantiza que la radiología, esa ventana mágica a lo invisible, siga siendo una bendición y no una amenaza para la humanidad.

Medidas de seguridad
para profesionales sanitarios

A pesar de sus numerosas ventajas diagnósticas y terapéuticas, la radiología presenta riesgos inherentes a las radiaciones ionizantes. Por ello, los profesionales sanitarios que trabajan en este campo están expuestos a estos peligros. Garantizar su seguridad es una prioridad absoluta. Ello requiere no sólo conocimientos, sino también un conjunto de medidas preventivas y acciones concretas.

1. Comprender los riesgos :
Ante todo, es esencial comprender a fondo los peligros asociados a las radiaciones ionizantes. Una formación regular sobre los riesgos, sus consecuencias y cómo prevenirlos es un punto de partida esencial.

2. Dosimetría personal :

Dosímetro: Cada profesional está equipado con un dosímetro personal que mide la exposición acumulada a la radiación. Estos dosímetros se analizan periódicamente para garantizar que la exposición se mantiene dentro de los límites aceptables.

Control regular: Las lecturas de los dosímetros se controlan cuidadosamente y se toman medidas si un individuo se acerca a los límites de exposición.

3. Uso del equipo de protección :

Delantales de plomo: Estos delantales, que suelen llevarse durante los exámenes de rayos X, protegen de la exposición directa.

Collares tiroideos: Protegen la glándula tiroides, que es especialmente sensible a la radiación.

Gafas de plomo: Para proteger los ojos, otra zona sensible.

Mamparas protectoras: En las salas de exploración se suelen utilizar mamparas o separadores de plomo para proteger al personal que no debe estar en las inmediaciones del paciente.

4. Distanciamiento y posicionamiento :

   Manténgase lo más alejado posible de la fuente de radiación cuando esté de servicio, respetando la regla del cuadrado inverso: duplicar la distancia reduce la exposición por un factor de cuatro.

   Utilice técnicas de obtención de imágenes a distancia o automatización cuando estén disponibles.

5. Minimizar el tiempo de exposición :

   Reduzca el tiempo que pasa cerca de la fuente de radiación.

   Planifique los procedimientos para minimizar la exposición innecesaria.

6. Optimización de los equipos de radiología :

   Mantenimiento regular del equipo para garantizar su buen funcionamiento.

   Formación continua en el uso de las máquinas para garantizar que las dosis administradas sean lo más bajas posible manteniendo una calidad de imagen óptima.

7. Protocolos de emergencia :

   Disponer de protocolos claros en caso de incidentes o accidentes radiológicos, para garantizar una respuesta rápida y eficaz.

8. Entorno de trabajo seguro :

   Diseño de las salas de radiología para maximizar la protección: paredes selladas, señales luminosas que indiquen cuándo está funcionando el equipo, zonas claramente definidas para el personal y los pacientes.

9. Sensibilización y comunicación :

   Fomentar el diálogo abierto dentro del equipo sobre las mejores prácticas, los problemas de seguridad y las innovaciones.

   Promueva una cultura de la seguridad en la que cada miembro se sienta responsable de proteger a los demás.

En resumen, la seguridad en radiología es una combinación de conocimientos, preparación, equipamiento y cultura. Cada profesional sanitario de la radiología es el guardián tanto de su propia seguridad como de la de sus colegas. Al adoptar y respetar estas medidas, garantizan que la radiología siga siendo una poderosa herramienta para la atención al paciente, al tiempo que preservan su propio bienestar.

Precauciones para los pacientes: Embarazo, niños y casos especiales

La radiología, en sus diversas aplicaciones, es una herramienta diagnóstica y terapéutica de incalculable valor. Sin embargo, ciertas poblaciones, debido a su vulnerabilidad, requieren una atención especial. Garantizar su seguridad y bienestar requiere un conocimiento profundo y medidas adecuadas.

El embarazo:
El embarazo es un momento crucial en el que debe minimizarse la exposición a las radiaciones ionizantes, ya que el feto es especialmente sensible.

Comunicación: Es esencial informar a los profesionales sanitarios de cualquier posibilidad de embarazo antes de un examen radiológico.

Evaluación beneficio-riesgo: Si se requiere un examen, se lleva a cabo una cuidadosa evaluación de los beneficios frente a los riesgos potenciales.

Técnicas alternativas: Siempre que sea posible, se considerarán métodos de imagen no ionizantes como los ultrasonidos o la resonancia magnética.

Protección específica: Si es imprescindible realizar un examen radiológico, se utiliza una protección específica para el abdomen con el fin de minimizar la exposición del feto.

Niños:

Debido a su rápido crecimiento y a su larga esperanza de vida, los niños corren un mayor riesgo de sufrir los efectos a largo plazo de la radiación.

- **Dosis adecuada:** El equipo se ajusta para administrar la dosis más baja posible garantizando al mismo tiempo una imagen de calidad.
- **Restricción de los exámenes:** Sólo se realizan los exámenes que son absolutamente necesarios.
- **Protección y sujeción:** Se utiliza protección específica y pueden emplearse técnicas de sujeción suaves para evitar que el niño se mueva durante el examen.
- **Apoyo:** Cuando sea seguro hacerlo, un padre o tutor puede estar presente para tranquilizar al niño.

Casos especiales :

Existen muchos otros escenarios que requieren precauciones especiales.

- **Pacientes con dispositivos implantables:** Las personas con marcapasos, bombas de insulina u otros dispositivos electrónicos implantables deben ser evaluadas antes de ciertos exámenes, en particular la resonancia magnética, debido al riesgo de interferencias.
- **Alergias :** Antes de administrar productos de contraste, es esencial evaluar el historial de alergias del paciente.
- **Insuficiencia renal:** Algunos medios de contraste pueden afectar a la función renal. En estos pacientes es necesaria una evaluación previa.
- **Pacientes con movilidad reducida:** se utilizan equipos y técnicas adaptados para facilitar su experiencia durante los exámenes.

La esencia de estas precauciones es garantizar la seguridad del paciente al tiempo que se maximizan los beneficios diagnósticos o terapéuticos de la radiología.

Cada paciente es único y un enfoque individualizado, basado en una comunicación eficaz y un conocimiento profundo de los riesgos, garantizará la máxima calidad de la atención.

Capítulo 3

EQUIPAMIENTO Y TECNOLOGÍAS EMPLEADAS

Comprender los distintos tipos de diagnóstico por imagen: rayos X, TAC, IRM, ultrasonidos, etc.

La radiología engloba multitud de técnicas de diagnóstico por imagen, cada una con sus propias características específicas, ventajas e indicaciones. Para los profesionales sanitarios, y en particular para las enfermeras de radiología, comprender estas diferentes modalidades es esencial para garantizar una atención óptima.

1. Radiografía (rayos X) :

  Principio: La radiografía utiliza rayos X, una forma de radiación ionizante, para producir imágenes bidimensionales.

  Uso: Muy común para visualizar huesos, pulmones, corazón y otros órganos.

  Ventajas: Rápido, de fácil acceso y relativamente barato.

  Precauciones: Debido a la radiación implicada, es esencial una protección adecuada.

2. Tomografía computarizada (TC o escáner) :

  Principio: El escáner también utiliza rayos X, pero capta una serie de imágenes desde distintos ángulos para producir imágenes tridimensionales o "cortes" del cuerpo.

  Uso: Búsqueda de tumores, hemorragias, heridas, etc.

  Ventajas: Proporciona imágenes detalladas de los tejidos blandos, los huesos y los vasos sanguíneos.

  Precauciones : Más radiación que la radiografía estándar.

3. Imágenes por resonancia magnética (IRM) :

  Principio: Utiliza un potente campo magnético y ondas de radio para obtener imágenes del cuerpo.

Aplicaciones: Examina el cerebro, la médula espinal, las articulaciones y otros tejidos blandos.

Ventajas: Sin radiación ionizante e imágenes extremadamente detalladas.

Precauciones: Los pacientes con dispositivos metálicos o electrónicos deben ser evaluados antes del examen.

4. Ultrasonidos :

Principio: Utiliza ondas sonoras para producir imágenes del cuerpo.

Uso: Se utiliza habitualmente para examinar el feto durante el embarazo, así como el corazón, los vasos sanguíneos, la tiroides, etc.

Ventajas: Seguro, no invasivo y sin radiaciones ionizantes.

Precauciones: Depende mucho de la habilidad del operador.

5. Medicina nuclear :

Principio: Los pacientes reciben una pequeña cantidad de material radiactivo, que emite rayos gamma captados por una cámara especial.

Aplicaciones: Evaluar el funcionamiento de los órganos, detectar ciertas formas de cáncer.

Ventajas: Permite observar las funciones biológicas.

Precauciones: Requiere la inyección de una radiosonda.

6. Angiografía :

Principio: Técnica de imagen que utiliza un medio de contraste para visualizar los vasos sanguíneos.

Utilización: Para buscar anomalías vasculares, como aneurismas u obstrucciones.

Ventajas: Imágenes nítidas de los vasos.

Precauciones : Uso de rayos X, necesidad de insertar un catéter.

7. Densitometría ósea (DXA) :

Principio: Mide la densidad mineral ósea para evaluar la resistencia de los huesos.

Usos: Diagnóstico de la osteoporosis.
Ventajas: Rápido y sencillo.
Precauciones: Utilice una dosis baja de rayos X.

Cada una de estas modalidades de diagnóstico por imagen tiene su lugar en el panorama diagnóstico y terapéutico. La elección de la técnica dependerá de la afección, las ventajas e inconvenientes de cada método y las necesidades específicas del paciente. Un conocimiento profundo de estas herramientas permitirá a los profesionales sanitarios optimizar los cuidados y garantizar la seguridad y comodidad del paciente.

Mantenimiento y comprobaciones diarias: La importancia equipo operativo

La radiología es un mundo médico en el que reina la tecnología. Desde las simples radiografías hasta las complejas resonancias magnéticas, cada máquina es una obra maestra de la ingeniería, que combina física, electrónica e informática para producir imágenes del cuerpo humano. Sin embargo, como todo equipo complejo, estas máquinas requieren un mantenimiento regular para que sigan funcionando al máximo rendimiento. Por eso son esenciales el mantenimiento y las revisiones diarias.

Una cuestión de seguridad:
Ante todo, se trata de una cuestión de seguridad. Un equipo de rayos X defectuoso puede poner en peligro a los pacientes y al personal, ya sea por una exposición excesiva a la radiación, por errores de diagnóstico debidos a imágenes de mala calidad o por accidentes físicos relacionados con fallos mecánicos.

Diagnóstico fiable :
La calidad de la imagen está en el corazón de la radiología. Una máquina mal mantenida puede producir imágenes borrosas, descoloridas o distorsionadas, lo que puede conducir a diagnósticos incorrectos. Un mantenimiento regular garantiza la precisión y claridad de las imágenes, esenciales para un diagnóstico correcto.

Durabilidad del equipo:
Los equipos de rayos X representan una inversión financiera considerable para los establecimientos sanitarios. Asegurar su mantenimiento significa garantizar su longevidad y maximizar el rendimiento de su inversión. Además, una avería inesperada puede tener graves consecuencias, tanto en términos financieros como de planificación y atención al paciente.

Responsabilidad legal y normas :
Los equipos de radiología están sujetos a normas estrictas establecidas por las autoridades reguladoras. El incumplimiento de estas normas, incluso involuntario, puede acarrear graves sanciones legales. Las comprobaciones diarias y el mantenimiento regular garantizan que el equipo cumple estas normas.

Cómo garantizar un equipo operativo :

- **Comprobaciones diarias:** Antes de que comience cada sesión, es esencial llevar a cabo una serie de pruebas rutinarias para asegurarse de que todo funciona correctamente.

- **Programas de mantenimiento preventivo:** Además de las comprobaciones diarias, el equipo debe someterse a inspecciones periódicas por parte de técnicos especializados para garantizar su correcto funcionamiento.

- **Formación continua:** El personal debe estar formado no sólo en el uso del equipo, sino también en la detección de señales de advertencia que indiquen un problema potencial.

Documentación: Llevar un registro detallado de todas las intervenciones, el mantenimiento y las comprobaciones es esencial para garantizar la trazabilidad y cumplir las normas de conformidad.

El mantenimiento y las comprobaciones diarias de los equipos de radiología son mucho más que una casilla que marcar. Es un imperativo para garantizar la seguridad del paciente, la calidad de los cuidados, la durabilidad del equipo y el cumplimiento de las normas. Para la enfermera de radiología, disponer de una máquina operativa significa contar con un aliado fiable en la batalla diaria por la salud del paciente.

Innovaciones recientes y el futuro tecnológico de la radiología

Desde su nacimiento con el descubrimiento de los rayos X por Wilhelm Conrad Röntgen en 1895, la radiología no ha dejado de evolucionar, aprovechando los avances tecnológicos para ampliar los límites de la imagen médica. Aunque cada década ha traído su cuota de revoluciones, los últimos años han sido especialmente ricos en innovación. Echemos un vistazo a los avances recientes y vislumbremos el prometedor futuro de la radiología.

1. Radiología digital :
Aunque el paso de la radiología analógica a la digital no es una innovación extremadamente reciente, su adopción generalizada ha transformado la forma de captar, almacenar y compartir las imágenes. Las imágenes digitales ofrecen mejor calidad, son más fáciles de archivar y pueden compartirse instantáneamente en todo el mundo.

2. Inteligencia artificial (IA):
La IA es sin duda la revolución tecnológica más importante de los últimos años en radiología. Permite:

Análisis de imágenes: la IA puede ayudar a identificar anomalías en radiografías, tomografías computarizadas o resonancias magnéticas, a menudo con la misma o mayor precisión que los humanos.

Gestión del flujo de trabajo: la IA puede optimizar los horarios, clasificar los casos según su urgencia y mejorar la gestión de los pacientes.

3. Radiómica :

La radiómica pretende extraer una gran cantidad de información de las imágenes médicas, mucho más allá de lo que puede percibir el ojo humano. Estos datos pueden utilizarse para comprender mejor las enfermedades, predecir su evolución y personalizar los tratamientos.

4. Imágenes híbridas :

La combinación de diferentes modalidades de imagen, como la PET-TC o la PET-RM, proporciona información tanto funcional como anatómica. Este enfoque multimodal ofrece una visión más completa de las patologías.

5. Avances en la IRM :

Técnicas como la IRM funcional (IRMf), que mide y cartografía la actividad cerebral, y la IRM de difusión, que evalúa la estructura de los tejidos, están abriendo nuevos horizontes en la neuroimagen y la oncología.

6. Realidad aumentada y virtual:

Estas tecnologías ofrecen la posibilidad de superponer imágenes radiológicas al campo real del cirujano durante una operación, guiando así la cirugía con una precisión sin igual.

El futuro de la tecnología :

Miniaturización: El futuro podría ser testigo de dispositivos cada vez más compactos, que hagan accesible el diagnóstico médico por imagen incluso en zonas remotas.

Técnicas no invasivas: El objetivo es reducir o incluso eliminar la exposición a las radiaciones ionizantes.

Interconexión de equipos: En la era de "todo conectado", los equipos de radiología podrían integrarse en redes más amplias para mejorar la coordinación de la asistencia.

La innovación en radiología no es sólo tecnología. Es una búsqueda continua para mejorar la atención al paciente, ampliar los límites de lo que podemos "ver" y "entender" sobre el cuerpo humano y transformar el diagnóstico y el tratamiento de las enfermedades. Para los profesionales sanitarios, mantenerse al día de estos avances es esencial para ofrecer la mejor atención posible.

Capítulo 4

PREPARACIÓN DEL PACIENTE Y PROCEDIMIENTOS

Admisión y evaluación de pacientes : Las primeras impresiones cuentan

El primer encuentro entre un paciente y la enfermera de radiología es mucho más que una simple formalidad. Es una etapa crucial que sienta las bases de una relación de confianza entre el paciente y el profesional sanitario. Desde la cálida bienvenida hasta la evaluación preliminar, cada detalle cuenta. En el mundo de la radiología, donde los pacientes pueden sentirse ansiosos ante máquinas impresionantes y diagnósticos inciertos, las primeras impresiones son aún más importantes.

1. La importancia de una cálida bienvenida :
Una sonrisa, un apretón de manos, una presentación clara: estos sencillos gestos crean un clima de confianza. Los pacientes deben sentirse reconocidos, respetados y seguros desde el momento en que entran en el servicio de radiología. La humanidad que se esconde tras la máscara profesional es esencial para tranquilizar y dar confianza al paciente.

2. La comunicación: la clave del éxito de la evaluación :

Escucha activa: La enfermera debe estar atenta a las preocupaciones, preguntas y sentimientos del paciente. Escuchar es una herramienta valiosa para comprender las expectativas del paciente e identificar cualquier preocupación.

Preguntas abiertas: En lugar de hacer preguntas cerradas que requieran respuestas de "sí" o "no", la enfermera debe animar al paciente a compartir más haciendo preguntas abiertas.

3. Explicación clara de los procedimientos :
Lo desconocido suele ser fuente de ansiedad. Explicando claramente lo que el paciente puede esperar, la enfermera desmitifica el proceso y reduce la aprensión. Los folletos explicativos o los vídeos también pueden ser útiles.

4. Evaluación médica preliminar :

Antes de cualquier examen radiológico, se requiere una evaluación preliminar para garantizar que el paciente está en condiciones de someterse al procedimiento. Esto incluye:

Historial médico: Debe identificarse cualquier antecedente relevante, como una intervención quirúrgica reciente, alergias o un posible embarazo.

Contraindicaciones: Para algunos procedimientos pueden existir contraindicaciones, como la presencia de implantes metálicos para una resonancia magnética.

5. Controlar la ansiedad del paciente :

No es infrecuente que los pacientes se sientan ansiosos antes de un examen radiológico. Algunas estrategias pueden ayudar:

Técnicas de relajación: Se puede enseñar a los pacientes técnicas sencillas de respiración o visualización para ayudarles a relajarse.

Cree un entorno relajante: Una sala de espera agradable, música suave o imágenes relajantes pueden ayudar a relajar el ambiente.

6. Confidencialidad y dignidad :

El respeto de la confidencialidad es esencial. La enfermera debe asegurarse de que la información médica se trata con el máximo cuidado y de que el paciente se siente cómodo y respetado durante todo el procedimiento.

Recibir y evaluar a los pacientes de radiología son momentos delicados que requieren delicadeza, empatía y profesionalidad. La primera impresión, como suele decirse, es la que se queda. Para la enfermera de radiología, se trata de una oportunidad única para establecer una relación de confianza, tranquilizar al paciente y asegurarse de que el examen transcurre sin contratiempos.

Preparación para diversos exámenes: Lo que toda enfermera debe saber

La radiología es un campo vasto y variado, que abarca multitud de exámenes que van desde la radiografía estándar hasta la resonancia magnética avanzada. La preparación adecuada del paciente es esencial para garantizar no sólo su seguridad sino también la calidad de la imagen. He aquí lo que toda enfermera de radiología debe saber para preparar mejor a sus pacientes para los distintos tipos de examen.

1. Radiografía estándar (rayos X) :

   Preparación de la ropa: El paciente debe quitarse las joyas, gafas u objetos metálicos que puedan interferir en la imagen.

   Colocación: Debe prestarse especial atención a la colocación del paciente para obtener la mejor imagen posible.

2. Tomografía computarizada (TC o escáner) :

   Ayuno: Si se va a utilizar un medio de contraste, es posible que el paciente tenga que ayunar durante varias horas antes del examen.

   Alergias: Es vital comprobar si el paciente tiene alguna alergia, en particular al yodo, que se utiliza en determinados productos de contraste.

   Hidratación: Animar al paciente a beber agua puede ayudar a eliminar el medio de contraste después del examen.

3. Imágenes por resonancia magnética (IRM) :

   Seguridad: Es vital asegurarse de que el paciente no tiene implantes metálicos u otros dispositivos que puedan verse afectados por el campo magnético.

   Ansiedad: La resonancia magnética puede ser ruidosa y confinada, por lo que es importante preparar a los pacientes para la experiencia y ofrecerles apoyo si se sienten ansiosos.

4. Ultrasonidos :

Preparación específica: Dependiendo de la zona del cuerpo que se vaya a examinar, el paciente puede necesitar beber agua o ayunar.

Ropa adecuada: Es preferible llevar ropa que sea fácil de quitar o levantar para facilitar el acceso a la zona que se va a examinar.

5. Radiografía intervencionista y angiografía :

Ayuno: A menudo los pacientes tienen que ayunar antes del procedimiento.

Consentimiento informado: Antes de cualquier procedimiento intervencionista, es esencial obtener el consentimiento del paciente tras explicarle los riesgos y beneficios.

6. Mamografía :

Evite los desodorantes: Ciertos desodorantes o polvos pueden interferir en la calidad de la imagen. Por lo tanto, es aconsejable evitar llevarlos el día del examen.

Preparación emocional: Este examen puede resultar incómodo y provocar ansiedad en algunas mujeres, por lo que el apoyo emocional y una comunicación clara son esenciales.

7. Centellografía y PET :

Medicación: Ciertos medicamentos pueden afectar al resultado del examen. Por ello es importante comprobar la lista de tratamientos del paciente.

Ayuno: A menudo es necesario ayunar antes de estos exámenes.

La preparación adecuada del paciente es esencial para garantizar el éxito de cada examen radiológico. Además de sus habilidades técnicas, las enfermeras de radiología deben saber escuchar, ser buenas maestras y adaptarse a las necesidades específicas de cada paciente y cada examen.

Gestión del dolor y del estrés: la humanidad detrás de cada imagen

Más allá de sus avances tecnológicos, la radiología es un arte que combina ciencia y humanidad. Los pacientes que cruzan las puertas de un departamento de radiología llevan consigo mucho más que síntomas físicos. El miedo, la ansiedad, la aprensión, a veces incluso el dolor, son emociones y sensaciones que hay que tener en cuenta. Aquí es donde entra en juego la enfermera, no sólo como profesional sanitaria, sino también como apoyo emocional y humano.

1. Reconocer el dolor :

    Evaluación objetiva: Utilice escalas de dolor para cuantificar el nivel de dolor del paciente.

    Escucha activa: El dolor es subjetivo y la descripción del paciente es esencial para una evaluación precisa.
2. Técnicas no farmacológicas :

    Distracción: Ofrezca música, vídeos o incluso gafas de realidad virtual para entretener al paciente durante el procedimiento.

    Técnicas de respiración profunda y relajación: Unas técnicas sencillas pueden ayudar a reducir la ansiedad y el dolor.
3. Enfoque farmacológico :

    Administración de analgésicos: En función del nivel de dolor y de los antecedentes del paciente.

    Sedación: En casos concretos, puede considerarse una sedación ligera para garantizar la comodidad del paciente.
4. Gestión del estrés y la ansiedad :

    Preparación psicológica: Explicar claramente el procedimiento que se va a realizar a menudo puede disipar muchos temores.

Una presencia tranquilizadora: La simple presencia de la enfermera, su atención y su tacto afectuoso pueden reducir en gran medida los niveles de estrés.

5. Formación continua :

Mantenerse al día: El tratamiento del dolor es un campo en constante evolución. Las enfermeras deben mantenerse al día de las nuevas técnicas y enfoques.

Intercambios con colegas: Compartir experiencias y consejos con sus compañeros enriquece sus prácticas.

6. La importancia del seguimiento :

Después del procedimiento: Compruebe siempre cómo se siente el paciente. A veces puede ser necesaria una sesión informativa, sobre todo si el paciente no ha disfrutado del examen.

Comentarios: Animar a los pacientes a compartir sus experiencias para mejorar continuamente el servicio.

Aunque la radiología se centra en la obtención de imágenes, debe seguir siendo ante todo una práctica centrada en el paciente. Cada imagen cuenta la historia de un individuo, con sus miedos, esperanzas y a veces su dolor. Como enfermera de radiología, reconocer y gestionar estos elementos es tan esencial como dominar los aspectos técnicos de la profesión. Es esta alquimia de habilidad y compasión lo que hace que la profesión sea tan rica.

Capítulo 5

EMERGENCIAS E IMPREVISTOS

Reacciones alérgicas y emergencias médicas

La radiología, aunque es principalmente un campo de diagnóstico, no está exenta de riesgos. La posibilidad de una reacción alérgica a los agentes de contraste, malestar u otras emergencias médicas requiere una preparación adecuada por parte del equipo, en particular de la enfermera, que suele ser la primera línea de respuesta en caso de complicación.

1. Comprender a los agentes implicados :

Productos de contraste: Aunque raras, pueden producirse reacciones alérgicas. Es esencial conocer los signos de una reacción alérgica, ya sean leves (erupciones cutáneas, picores) o importantes (shock anafiláctico).

Otros medicamentos : Algunos pacientes pueden tener reacciones inesperadas a otros medicamentos utilizados en radiología.

2. Evaluación previa al examen :

Historial médico: Pregunte sistemáticamente al paciente sobre cualquier alergia conocida y antecedentes de reacciones a productos de contraste o fármacos.

Preparación adecuada: En algunos casos, puede considerarse la premedicación con antihistamínicos.

3. Reconocimiento rápido de los signos :

Observación: Esté atento a los signos de dificultad respiratoria, erupción cutánea, cambios en el color de la piel y cualquier alteración de la consciencia.

Escuche: Las quejas del paciente, como picor o quemazón, pueden ser los primeros signos de una reacción.

4. Protocolo de intervención :

Alerta: Avise inmediatamente al radiólogo y al equipo médico.

Primeros auxilios: Dependiendo de la gravedad, pueden ir desde la administración de un antihistamínico hasta medidas de reanimación, como la administración de adrenalina en caso de shock anafiláctico.

Herramientas a mano: Tenga siempre a mano un carro de emergencias bien equipado y de fácil acceso que contenga medicamentos de urgencia, equipos de reanimación y un desfibrilador.

5. Después de la emergencia :

Monitorización: Tras una reacción, el paciente debe ser monitorizado estrechamente hasta que se estabilice.

Documentación: Todos los incidentes deben documentarse meticulosamente en el expediente médico del paciente.

Debriefing: Reunir al equipo para discutir el incidente, evaluar la respuesta y ver si hay áreas de mejora.

6. Formación continua :

Actualizaciones periódicas: Las recomendaciones y los protocolos pueden evolucionar. Las enfermeras deben asegurarse de que se mantienen al día de las mejores prácticas.

Simulacros de emergencia: Organice periódicamente simulacros de emergencia para asegurarse de que todo el equipo está preparado para reaccionar con rapidez y eficacia.

Cada segundo cuenta en una emergencia médica. Para la enfermera de radiología, la capacidad de reaccionar rápida y adecuadamente puede marcar la diferencia entre un resultado benigno y una situación potencialmente trágica. No se puede subestimar la importancia de una formación regular, un equipo bien preparado y una vigilancia constante.

Gestión de casos de traumatismo y emergencias radiológicas

La radiología de urgencias es un área en la que cada minuto puede ser crucial. Los pacientes que sufren traumatismos u otras situaciones de emergencia requieren a menudo un diagnóstico por imagen rápido para evaluar el alcance de las lesiones y orientar el tratamiento. La enfermera desempeña aquí un papel fundamental, actuando como enlace entre el paciente, el equipo médico de urgencias y el radiólogo.

1. Evaluación rápida :
    Triaje: Distinguir entre los casos que requieren una intervención inmediata y otros casos menos urgentes.
    Comunicación con el médico de urgencias: Comprenda rápidamente las necesidades y prioridades de cada paciente.
2. Preparación del paciente :
    Estabilización: En algunos casos, pueden ser necesarias medidas de emergencia (como la inmovilización) antes de la toma de imágenes.
    Información esencial: recupere rápidamente la información relevante (tipo de traumatismo, zonas de dolor, historial médico).
3. Elección de la modalidad de diagnóstico por imagen :
    Radiografía estándar: suele ser el primer paso para evaluar fracturas u otras lesiones óseas.
    TC (tomografía computarizada): Se utiliza para una evaluación detallada de los traumatismos, en particular craneales, torácicos o abdominales.
    Resonancia magnética: Menos frecuente en situaciones de urgencia, pero puede utilizarse para lesiones específicas, en particular neurológicas.

4. Durante el examen :

Seguridad: Asegúrese de que el paciente está seguro durante todo el examen, sobre todo si está inconsciente o confuso.

Monitorización: Vigile las constantes vitales y el dolor del paciente, y esté preparado para intervenir si su estado cambia.

5. Después del examen :

Traslado del paciente: Dependiendo de los resultados, el paciente puede requerir cirugía, hospitalización u otros cuidados.

Comunicación: Transmita los resultados al médico de urgencias o al cirujano de forma concisa y clara.

6. En caso de emergencia radiológica :

Contaminación: En caso de emergencia radiológica (como una exposición accidental a la radiación), es esencial seguir los protocolos de descontaminación y garantizar la seguridad de todos.

Colaboración con expertos: En caso de incidente radiológico, es crucial una estrecha colaboración con físicos médicos y expertos en protección radiológica.

7. Formación continua y simulacros :

Formación regular: Asegúrese de que todos los equipos están formados para responder eficazmente a las emergencias y están familiarizados con los protocolos.

Simulacros de emergencia: organizar situaciones simuladas para probar y mejorar las respuestas en tiempo real.

La gestión de casos de traumatismos y urgencias radiológicas requiere la capacidad de actuar con rapidez y eficacia, manteniendo al mismo tiempo la seguridad y el bienestar del paciente. Las enfermeras de radiología se encuentran a menudo en primera línea de esta gestión y deben poseer una mezcla única de habilidades técnicas y humanas para afrontar los retos de estas situaciones.

Importancia de la formación continua y simulacros de emergencia

En el siempre cambiante mundo de la radiología, el papel de la enfermera va más allá de la simple realización de procedimientos e incluye una serie de responsabilidades que requieren una actualización periódica de conocimientos y habilidades. Es más, en un contexto de emergencia, una preparación adecuada puede significar literalmente la diferencia entre la vida y la muerte.

1. Una profesión en constante evolución :

   Tecnologías emergentes : Con la llegada de nuevas modalidades de diagnóstico por imagen y técnicas innovadoras, es esencial mantenerse al día para ofrecer la mejor atención posible.

   Nuevas metodologías: Los protocolos y métodos cambian a medida que avanza la investigación, lo que garantiza una atención más segura y eficaz.

2. La simulación como herramienta de aprendizaje :

   Escenarios: Los simulacros proporcionan un entorno seguro para practicar situaciones de emergencia, sin riesgo para los pacientes.

   Retroalimentación: Después de un simulacro, la retroalimentación se utiliza para comprender mejor los errores, ajustar las técnicas y mejorar la respuesta en el futuro.

3. Protección contra la radiación :

   Últimas recomendaciones: A medida que avanza la investigación, pueden surgir nuevas recomendaciones para la protección contra las radiaciones.

   Práctica recomendada: La formación continua garantiza que la enfermera utilice siempre las técnicas menos intensivas en radiación posibles, al tiempo que obtiene imágenes de alta calidad.

4. La importancia de las habilidades interpersonales :

    Comunicación: Saber cómo y cuándo comunicarse eficazmente, sobre todo en situaciones de estrés, es una habilidad esencial.

    Trabajo en equipo: Los simulacros de urgencias pueden ayudar a reforzar la cohesión del equipo y mejorar la colaboración interprofesional.

5. Prepararse para situaciones raras pero críticas :

    Reacciones alérgicas graves, complicaciones: Aunque estas situaciones son poco frecuentes, una respuesta inadecuada puede tener graves consecuencias. Los simulacros ayudan a garantizar una respuesta rápida y adecuada.

    Casos específicos: Por ejemplo, cómo tratar a un paciente pediátrico en crisis, o cómo responder a un accidente radiológico.

6. Promoción de la profesión :

    Reconocimiento profesional: El compromiso con la formación continua demuestra la excelencia profesional.

    Seguridad para el paciente: Los pacientes se sienten tranquilos al saber que su enfermera está regularmente formada y preparada para las emergencias.

La formación continua y los simulacros de emergencia no son simples complementos de la formación inicial de una enfermera de radiología. Son elementos esenciales para garantizar la seguridad, la eficacia y la excelencia de los cuidados prestados. En un mundo médico cada vez más complejo y especializado, mantenerse al día y practicar con regularidad se está convirtiendo en una necesidad absoluta si queremos ofrecer lo mejor a cada paciente.

Capítulo 6

AVANCES TECNOLÓGICOS E INVESTIGACIÓN

Las últimas innovaciones en imagen médica

La imagen médica siempre ha estado a la vanguardia de la tecnología, ampliando constantemente los límites de lo que podemos ver y comprender sobre el cuerpo humano. Cada avance ofrece nuevas perspectivas, mejora la precisión diagnóstica, reduce los riesgos para los pacientes y abre el camino a nuevos métodos de tratamiento. He aquí un vistazo a las recientes innovaciones en este apasionante campo.

1. Radiografía digital avanzada :

Sensores más sensibles: reducción de las dosis de radiación necesarias para obtener una imagen nítida.

Procesamiento de imágenes mejorado: algoritmos avanzados para una mejor detección de los detalles.

2. Tomografía computarizada (TC) espectral :

Mayor detalle: al utilizar múltiples espectros de energía, esta tecnología puede diferenciar los tejidos con mayor precisión, lo que ayuda a distinguir la sangre de los coágulos, por ejemplo.

3. Imágenes por resonancia magnética (IRM) de alto campo :

Mayor resolución: los imanes más potentes permiten una visualización más detallada de las estructuras internas, especialmente útil para el cerebro y las articulaciones.

Resonancia magnética funcional en tiempo real: Monitorización de los cambios en la actividad cerebral casi en tiempo real.

4. Ecografía portátil :

Dispositivos compactos: Las innovaciones han dado lugar a dispositivos ultraportátiles que pueden utilizarse junto a la cama del paciente, en zonas rurales o durante operaciones sobre el terreno.

5. Tomografía por emisión de positrones (PET) híbrida :

Combinación con otras técnicas: La combinación de PET con TC o RM ofrece imágenes metabólicas y anatómicas combinadas para una localización precisa de las zonas de actividad.

6. Inteligencia artificial y aprendizaje automático :

Interpretación de imágenes: la IA puede ayudar a detectar anomalías que el ojo humano podría pasar por alto y sugerir posibles diagnósticos.

Optimización de procedimientos: Uso de la IA para ajustar los parámetros de imagen en tiempo real, maximizando la calidad y minimizando la dosis de radiación.

7. Radiología intervencionista :

Tratamientos guiados por imagen: técnicas mínimamente invasivas para tratar afecciones como tumores, aneurismas u obstrucciones vasculares.

8. Imagen molecular :

Más allá de la anatomía: Visualización de los procesos biológicos a escala molecular, lo que permite una comprensión más profunda de las enfermedades y las respuestas al tratamiento.

Estas innovaciones en la imagen médica están transformando no sólo la forma en que los médicos ven y comprenden el cuerpo humano, sino también cómo diagnostican y tratan las enfermedades. La combinación de tecnologías avanzadas, algoritmos inteligentes y una amplia formación garantiza que la imagen médica seguirá desempeñando un papel central en la atención al paciente durante los próximos años.

Participar en la investigación clínica: ¿por qué y cómo?

La investigación clínica es una de las piedras angulares del progreso médico. Es el proceso mediante el cual se prueban y evalúan nuevas terapias, fármacos, dispositivos médicos y procedimientos para garantizar su seguridad y eficacia. Para las enfermeras de radiología, comprender la investigación clínica y plantearse participar en ella puede enriquecer su práctica profesional.

1. ¿Por qué participar en una investigación clínica?

   Mejorar la atención al paciente: La investigación clínica conduce a nuevos descubrimientos que pueden mejorar la atención al paciente y los resultados del tratamiento.

   Desarrollo profesional: La participación en la investigación permite a las enfermeras ampliar sus conocimientos y especializarse en áreas de vanguardia.

   Contribución a la ciencia: La investigación clínica es esencial para el avance de la medicina. Participar en este proceso contribuye al avance de la ciencia.

   Reputación profesional: Las instituciones que participan activamente en la investigación suelen ser consideradas líderes en su campo.

2. Comprender la investigación clínica :

   Tipos de investigación: Existen varios tipos de investigación, como los estudios observacionales, los ensayos clínicos y los estudios de intervención.

   Protocolo de investigación: Cada estudio se rige por un estricto protocolo que detalla cómo se llevará a cabo.

   Ética de la investigación: Toda investigación en la que participen seres humanos debe ser aprobada por un comité de ética para garantizar que es ética y segura.

3. ¿Cómo puedo participar en la investigación clínica?

Formación y educación: A menudo se requiere una formación específica en investigación clínica para comprender el proceso y la normativa.

Encontrar oportunidades: Los hospitales, las universidades y las empresas privadas suelen ofrecer oportunidades de investigación.

Colaboración: Trabajar en estrecha colaboración con investigadores, médicos y otros profesionales sanitarios puede abrir las puertas a oportunidades de investigación.

4. El papel de las enfermeras de radiología en la investigación clínica :

Reclutamiento de pacientes: Identificar y acercarse a los pacientes que puedan ser aptos para determinados estudios.

Recogida de datos: Asegúrese de que todos los datos se recogen con precisión y de acuerdo con el protocolo.

Seguimiento de los pacientes: Garantizar la seguridad de los pacientes e informar de cualquier efecto secundario o problema.

Educación del paciente: Informar a los pacientes sobre el estudio, su finalidad y lo que implica.

5. Retos y recompensas :

Retos : La investigación clínica puede ser exigente en términos de tiempo y recursos. Requiere rigor y atención al detalle.

Recompensas: Además de contribuir al progreso médico, la investigación ofrece la oportunidad de aprender, especializarse y colaborar con expertos en la materia.

La investigación clínica es un área fascinante y esencial de la medicina. Para las enfermeras de radiología, emprender este camino no sólo puede enriquecer sus carreras, sino que también puede contribuir de forma significativa a mejorar la atención al paciente y a hacer avanzar la ciencia.

El futuro de la radiología : Proyectos y aspiraciones

La radiología se encuentra en una apasionante encrucijada de su historia. Con la intersección de la tecnología, la biología y la medicina, su futuro parece no tener límites. Con la vista puesta en el futuro, echemos un vistazo a los proyectos y aspiraciones que podrían dar forma a la próxima era de la radiología.

1. La omnipresencia de la inteligencia artificial (IA) :
   Diagnóstico asistido: la IA puede ayudar a los radiólogos a identificar anomalías sutiles y predecir tendencias patológicas antes de que sean evidentes.
   Flujo de trabajo optimizado: gracias a la IA, los procedimientos radiológicos pueden acelerarse, desde la captura de imágenes hasta la interpretación y la generación de informes.
2. Radiología personalizada :
   Adaptación al paciente: Protocolos de diagnóstico por imagen adaptados individualmente a las necesidades del paciente y a su historial médico.
   Terapias dirigidas: Utilización de imágenes para guiar tratamientos personalizados, como la radiología intervencionista.
3. Imagen híbrida :
   Combinación de diferentes modalidades: Por ejemplo, la combinación de PET y RMN para obtener información anatómica y metabólica en un único examen.
   Reducción de la radiación: Gracias a las técnicas híbridas, es posible reducir la dosis de radiación sin dejar de obtener imágenes de alta calidad.

4. Radiología inalámbrica :

Tecnologías portátiles: Dispositivos más ligeros e inalámbricos para facilitar la movilidad y el acceso a la obtención de imágenes en zonas de difícil acceso o remotas.

Teleradiología avanzada: interpretación de imágenes a distancia, que permite la consulta de expertos en casi cualquier lugar del mundo.

5. Imagen molecular avanzada :

A nivel celular: Visualizar y comprender los procesos a nivel celular y molecular, abriendo la puerta a nuevos métodos diagnósticos y terapéuticos.

6. Formación y educación inmersivas :

Realidad virtual (RV) y realidad aumentada (RA): Utilización de estas tecnologías para formar a los radiólogos sumergiéndolos en escenarios realistas.

Simulacros de emergencia: formación en tiempo real para preparar a los profesionales ante emergencias radiológicas.

7. Colaboración multidisciplinar :

Centros integrados de diagnóstico por imagen: áreas en las que radiólogos, oncólogos, cirujanos y otros especialistas pueden colaborar estrechamente.

Enfoque holístico: Integración de los aspectos psicológicos y sociales de la atención al paciente en la práctica radiológica.

El futuro de la radiología es brillante, con avances tecnológicos que prometen transformar la disciplina. Los proyectos y aspiraciones esbozados anteriormente son sólo la punta del iceberg. A medida que evolucione la tecnología y se profundice en nuestra comprensión de la biología, la radiología seguirá desempeñando un papel vital en el panorama médico, mejorando la atención al paciente y configurando el futuro de la medicina.

Capítulo 7

EMERGENCIAS RADIOLÓGICAS Y MEDIOAMBIENTAL

Introducción a las emergencias radiológicas: tipos y causas

Cuando pensamos en urgencias médicas, la imagen que a menudo nos viene a la mente es la de una sala de urgencias atareada, con médicos y enfermeras bullendo alrededor de pacientes que presentan multitud de síntomas. Sin embargo, en el contexto de la radiología, una urgencia adquiere una dimensión diferente. Se refiere a situaciones que requieren una rápida intervención médica por imagen para realizar un diagnóstico, evaluar el alcance de una lesión o incluso guiar el tratamiento. Veamos más de cerca los tipos de urgencias radiológicas y sus causas más comunes.

1. Emergencias traumáticas :

   Fracturas: Las fracturas óseas, ya sean simples o complejas, suelen requerir una radiografía o un TAC para determinar su gravedad y orientar el tratamiento.

   Lesiones en la cabeza: En caso de traumatismo craneal, un escáner cerebral puede ser crucial para detectar una hemorragia, un edema o una fractura de cráneo.

   Traumatismos torácicos y abdominales: los accidentes de tráfico, las caídas u otras lesiones pueden causar daños en los órganos internos, por lo que se requiere un diagnóstico por imagen urgente para su evaluación.

2. Urgencias no traumáticas :

   Ictus (accidente cerebrovascular): Si se sospecha de un ictus, es necesario realizar un TAC o una resonancia magnética del cerebro para determinar si se trata de un ictus isquémico o hemorrágico.

   Obstrucción intestinal: Los síntomas de obstrucción intestinal pueden requerir un diagnóstico por imagen urgente para confirmar el diagnóstico y localizar el lugar de la obstrucción.

- **Infección grave:** En algunos casos, la radiología puede utilizarse para localizar el origen de una infección profunda, como un absceso.

3. Urgencias intervencionistas :

- **Hemorragia interna: En caso de** hemorragia interna, puede recurrirse a la radiología intervencionista para localizar la fuente de la hemorragia y realizar una embolización.
- **Trombosis:** Los coágulos sanguíneos, como los responsables de la embolia pulmonar, pueden requerir una intervención radiológica para disolverlos o eliminarlos.

4. Causas de las emergencias radiológicas :

- **Traumatismos: los** accidentes de tráfico, las caídas, las lesiones deportivas u otras formas de traumatismo físico pueden requerir un diagnóstico por imagen de urgencia.
- **Cambios patológicos:** Las enfermedades preexistentes o las complicaciones médicas, como infecciones o coágulos sanguíneos, pueden empeorar repentinamente.
- **Postoperatorio:** Tras determinadas intervenciones quirúrgicas, pueden surgir complicaciones que requieran una evaluación radiológica urgente.

Las urgencias radiológicas abarcan una amplia gama de situaciones, desde traumatismos físicos hasta complicaciones médicas. En cada caso, la obtención rápida y precisa de imágenes es esencial para guiar el tratamiento y mejorar los resultados del paciente. La capacidad de intervenir rápidamente en situaciones de emergencia es una de las muchas habilidades esenciales de los profesionales de la radiología.

Gestión de una emergencia radiológica: protocolos y medidas de seguridad

Ante una emergencia radiológica, la prioridad es garantizar la seguridad del paciente al tiempo que se obtienen imágenes claras y precisas para orientar el diagnóstico o el tratamiento. Esto requiere una combinación de protocolos estrictos y medidas de seguridad para garantizar el bienestar tanto del paciente como del personal médico. Veamos cómo se gestionan estas emergencias.

1. Evaluación inicial del paciente :

   Triaje: En primer lugar, el paciente es evaluado por un equipo médico para determinar la urgencia y el tipo de diagnóstico por imagen necesario.

   Historial médico: Es esencial recopilar rápidamente la información pertinente, como alergias, antecedentes quirúrgicos o la posibilidad de un embarazo.
2. Preparación para la obtención de imágenes :

   Posicionamiento: Asegure la comodidad del paciente al tiempo que obtiene el mejor ángulo para la obtención de imágenes.

   Protección contra la radiación : Utilización de escudos de plomo u otro tipo de protección para las zonas del cuerpo que no sean objeto del examen.
3. Comunicación clara :

   Información al paciente: Explique brevemente el procedimiento al paciente, tranquilizándole y respondiendo a cualquier pregunta que pueda tener.

   Coordinación en equipo: La comunicación eficaz entre radiólogos, técnicos, enfermeras y médicos remitentes es esencial para gestionar las urgencias.
4. Medidas de seguridad durante el examen :

   Vigilancia: Vigilancia constante del paciente durante el examen, especialmente si se encuentra en una situación crítica.

Ajustes del equipo: Asegúrese de que el equipo está ajustado para minimizar la exposición a la radiación sin dejar de obtener imágenes de alta calidad.

5. Interpretación rápida y precisa :

Disponibilidad del radiólogo: En situaciones de emergencia, la disponibilidad inmediata de un radiólogo para interpretar las imágenes es crucial.

Transmisión de los resultados: Los resultados deben comunicarse de forma rápida y clara al equipo médico tratante para que tome medidas inmediatas en caso necesario.

6. Post-imagen :

Seguimiento: Vigile el estado del paciente tras el examen, especialmente si se han utilizado productos de contraste.

Documentación: Documentar con precisión todo el acontecimiento, desde los detalles de las imágenes hasta las observaciones del paciente.

7. Prevención y formación :

Simulacros: Organice periódicamente simulacros de emergencia para formar y preparar al personal en la gestión de estas situaciones.

Actualización de protocolos: Revise y actualice periódicamente los protocolos de acuerdo con las últimas investigaciones y recomendaciones.

La gestión de una emergencia radiológica requiere tanto habilidad técnica como sensibilidad humana. Cada etapa, desde la evaluación inicial hasta la comunicación de los resultados, debe realizarse con cuidado y rapidez. Los protocolos y las medidas de seguridad no son meras directrices, sino herramientas vitales para garantizar que, incluso en las situaciones más tensas, cada paciente reciba una atención de calidad.

Estudios de casos : Catástrofes históricas y lecciones aprendidas

A lo largo de los años, una serie de catástrofes, ya sean naturales, industriales o accidentales, han puesto de manifiesto los retos y las necesidades de la radiología en situaciones de emergencia. Echemos un vistazo a algunas de estas grandes catástrofes y a las lecciones que nos han enseñado sobre radiología.

1. Chernóbil, 1986:
   Contexto: La explosión y el incendio de la central nuclear de Chernóbil liberaron grandes cantidades de materiales radiactivos a la atmósfera.

   Papel de la radiología: evaluación y seguimiento de los trabajadores y residentes expuestos a la radiación.

   Lecciones aprendidas: La importancia de una intervención rápida, la formación en protección radiológica y la necesidad de equipos para evaluar la contaminación radiactiva.

2. El terremoto de Kobe, 1995 :
   Contexto: Un violento terremoto sacudió la ciudad japonesa de Kobe, causando grandes daños e hiriendo a miles de personas.

   Papel de la radiología: gestión de heridos, detección de fracturas y otras lesiones internas.

   Lecciones aprendidas: La necesidad de una infraestructura radiológica móvil y resistente para responder en caso de catástrofe natural.

3. Los atentados del 11 de septiembre de 2001 :
   Contexto: Los atentados terroristas han golpeado Estados Unidos, incluidas las Torres Gemelas de Nueva York.

Papel de la radiología: Gestión de las víctimas de traumatismos y coordinación con otros servicios médicos.

Lecciones aprendidas: la importancia de la preparación ante catástrofes y la formación de los radiólogos para gestionar acontecimientos a gran escala.

4. El desastre nuclear de Fukushima, 2011 :

Contexto: Tras un tsunami, la central nuclear de Fukushima sufrió varias explosiones que liberaron materiales radiactivos.

Papel de la radiología: seguimiento y evaluación de la contaminación radiactiva en residentes y trabajadores.

Lecciones aprendidas: La necesidad de protocolos claros de evacuación, descontaminación y comunicación con el público sobre los riesgos radiológicos.

5. El terremoto de Haití, 2010 :

Contexto: Un devastador terremoto ha sacudido Haití, causando enormes pérdidas humanas y materiales.

Papel de la radiología: apoyo médico a los heridos, en particular en caso de fracturas, traumatismos craneoencefálicos y traumatismos torácicos.

Lecciones aprendidas: Necesidad de equipos radiológicos portátiles, formación específica y coordinación con las organizaciones humanitarias internacionales.

Cada una de estas catástrofes puso de relieve aspectos específicos y cruciales de la radiología en situaciones de emergencia. Las lecciones aprendidas han moldeado y mejorado la preparación y la respuesta de los radiólogos ante tales situaciones. Aunque estos sucesos fueron trágicos, también pusieron de relieve la importancia y el valor de la radiología en la gestión de emergencias y catástrofes a gran escala.

Capítulo 8

RADIOPEDIATRÍA : CARACTERÍSTICAS ESPECÍFICAS Y RETOS

Las particularidades de la imagen en niños

El diagnóstico médico por imagen en niños es un campo especial que requiere un enfoque a medida, tanto en lo que respecta a las técnicas de diagnóstico por imagen como al tratamiento del joven paciente. Debido al continuo crecimiento y desarrollo de los niños, así como a su especial sensibilidad a la radiación, el diagnóstico por imagen pediátrico requiere conocimientos especializados.

1. Cambios en la fisiología y la anatomía :

   Crecimiento óseo: Los huesos de los niños crecen activamente, y la presencia de una placa de crecimiento requiere una interpretación especial en las imágenes.

   Órganos en desarrollo: Los órganos de los niños, sobre todo el cerebro, siguen desarrollándose y tienen características propias de cada edad.

2. Aumento de la sensibilidad a la radiación :

   Dosis mínimas: Los niños son más sensibles a los efectos de la radiación que los adultos. Por ello, es fundamental reducir al mínimo la dosis de radiación durante los exámenes radiológicos.

   Técnicas alternativas: Siempre que sea posible, es preferible utilizar técnicas de imagen sin radiación, como los ultrasonidos o la resonancia magnética.

3. Diferente enfoque psicológico :

   Comunicación: Los niños necesitan explicaciones adecuadas a su edad para entender el procedimiento.

   Confort y seguridad: La sala de exploración debe estar diseñada para tranquilizar al niño, con elementos visuales y sonoros relajantes.

   Presencia de los padres: Permitir que los padres acompañen a su hijo durante el examen puede ser beneficioso para el bienestar emocional del niño.

4. Técnicas de imagen específicas :

Posicionamiento: Los niños pueden requerir posiciones específicas o dispositivos de sujeción para garantizar imágenes de calidad.

Productos de contraste: Las dosis y los tipos de productos de contraste deben ajustarse a los niños.

5. Patologías específicas de la infancia :

Enfermedades congénitas: Ciertas anomalías pueden estar presentes desde el nacimiento y requieren un diagnóstico por imagen específico para diagnosticarlas.

Afecciones pediátricas comunes: Afecciones como la osteocondritis y la enfermedad de Legg-Calvé-Perthes son específicas de la población pediátrica.

6. Colaboración con otros especialistas :

Equipo multidisciplinar: La radiología pediátrica suele beneficiarse de la estrecha colaboración con otros especialistas, como pediatras, cirujanos pediátricos y otros.

La obtención de imágenes de niños es una rama específica de la radiología que requiere no sólo dominio técnico sino también una gran sensibilidad y adaptabilidad. La prioridad es garantizar la seguridad y la comodidad del niño al tiempo que se obtienen imágenes precisas para un diagnóstico y un tratamiento adecuados.

Comunicación y tranquilidad pacientes jóvenes y sus padres

En radiología, como en muchos otros campos médicos, la comunicación es esencial, especialmente cuando se trata de pacientes jóvenes y sus padres. Los procedimientos de diagnóstico por imagen pueden ser estresantes, incluso aterradores, para un niño, y sus padres también pueden estar preocupados. He aquí cómo enfocar la comunicación en este contexto particular para tranquilizar a todos.

1. Establecer una conexión con el niño :

   Lenguaje apropiado: utilice términos sencillos y adecuados a su edad. Por ejemplo, en lugar de "radiografía", podría decir "foto del interior".

   Implique al niño: Hágale preguntas, pregúntele cómo se siente y anímele a hacer sus propias preguntas.

   Utilice analogías: Por ejemplo, compare el escáner con una "gran cámara" o la resonancia magnética con un "transbordador espacial".

2. Implicar a los padres :

   Explique el procedimiento: Explique a los padres lo que va a ocurrir, cuánto durará el examen y lo importante que es para el diagnóstico.

   Atienda sus preocupaciones: Tranquilíceles sobre la seguridad de los procedimientos y coménteles cualquier precaución específica, como la protección contra la radiación.

   Fomentar la asistencia: Si es posible, y si no interrumpe el examen, permita que los padres estén presentes durante el procedimiento para tranquilizar a su hijo.

3. Cree un entorno tranquilizador :

   Decoración adecuada: Una sala de reconocimiento con colores brillantes o imágenes relajantes puede ayudar a relajar al niño.

   Distracciones: Proporcione juguetes, libros o incluso vídeos para ayudar a distraer y calmar al niño antes o durante el examen.

   El equipo adecuado: Utilice un equipo del tamaño adecuado para su hijo para que se sienta más cómodo.

4. Tómese su tiempo :

   No se precipite: Si un niño está especialmente ansioso, puede ser útil darle unos minutos más para que se familiarice con el entorno.

Tranquilizar a través del tacto: Un simple gesto, como una mano en el hombro, puede ser muy tranquilizador.

5. Después del examen :

Felicite al niño: Agradézcale su cooperación y dígale que lo ha hecho bien.

Conversación posterior al examen: Hable con sus padres sobre los resultados (en la medida en que esté autorizado a hacerlo) y sobre lo que sucederá a continuación, como una posible consulta de seguimiento.

Una comunicación eficaz es la clave para garantizar una experiencia positiva a los pacientes jóvenes de radiología. Si comprende y responde a sus necesidades emocionales, así como a las de sus padres, podrá mejorar en gran medida la comodidad y la cooperación durante los procedimientos de diagnóstico por imagen.

Casos específicos: patologías comunes y urgencias pediátricas

La radiología pediátrica presenta una serie de retos únicos debido a las diferentes patologías y urgencias que suelen darse en los niños. Esta sección se centra en las afecciones más comunes que requieren una intervención radiológica, así como en la forma de abordar eficazmente estas situaciones.

1. Trastornos óseos y articulares :

Fracturas de crecimiento: El cartílago de crecimiento, o fisis, es la zona del hueso en desarrollo especialmente vulnerable a las fracturas en los niños.

Osteomielitis: Una infección del hueso que puede producirse de forma repentina o lenta. El diagnóstico por imagen puede ayudar a identificar el alcance de la infección y orientar el tratamiento.

Enfermedad de Legg-Calvé-Perthes: Afección de la cadera en la que se interrumpe el flujo sanguíneo a la cabeza del fémur.

2. Trastornos torácicos :

   Neumonía: Infección pulmonar frecuente en los niños que puede diagnosticarse mediante radiografías.

   Cuerpos extraños: Los niños pueden aspirar objetos pequeños, lo que requiere radiografías para localizarlos y guiar la extracción.

3. Traumatismo abdominal :

   Daños en los órganos: Los traumatismos como caídas o golpes pueden provocar daños en los órganos. El diagnóstico por imagen puede ayudar a evaluar la gravedad.

   Apendicitis: Una inflamación del apéndice, frecuente en los niños, puede requerir una ecografía o un TAC para confirmar el diagnóstico.

4. Trastornos neurológicos :

   Meningitis: Inflamación de las membranas que rodean el cerebro y la médula espinal. Aunque se diagnostica clínicamente, a veces puede ser necesaria una resonancia magnética para evaluar las complicaciones.

   Hemorragia intracraneal: Los traumatismos craneoencefálicos pueden provocar hemorragias en el interior del cráneo, que requieren un diagnóstico por imagen urgente.

5. Trastornos urogenitales :

   Hidronefrosis: Agrandamiento del riñón debido a una obstrucción del flujo de orina. La ecografía se utiliza habitualmente para el diagnóstico.

   Torsión testicular: Una emergencia en la que el testículo se retuerce, cortando su riego sanguíneo. La ecografía es esencial para un diagnóstico rápido.

6. Otras emergencias :

   Sepsis: Reacción del organismo ante una infección grave. El diagnóstico por imagen puede ayudar a identificar el origen de la infección.

   Envenenamiento/intoxicación: La ingestión accidental de sustancias tóxicas puede requerir la obtención de imágenes para evaluar los efectos o localizar las pastillas.

Las urgencias radiológicas pediátricas requieren la capacidad de reaccionar con rapidez y precisión. El conocimiento de las patologías comunes y de los signos radiológicos asociados es esencial para garantizar que estos jóvenes pacientes reciben la atención adecuada. La formación especializada y la estrecha colaboración con otros especialistas pediátricos garantizan que estos niños reciban la mejor atención posible.

Capítulo 9

ECOLOGÍA
EN
RADIOLOGÍA

Impacto medioambiental equipos y consumibles

A pesar de sus espectaculares avances médicos, la radiología no está exenta de impacto sobre el medio ambiente. Máquinas imponentes, consumo considerable de electricidad, residuos específicos... Todos estos factores tienen consecuencias ecológicas. He aquí un vistazo al impacto medioambiental de la radiología.

1. Fabricación de equipos :

Recursos extraídos : La producción de máquinas sofisticadas requiere metales raros, plásticos y otros materiales, cuya extracción puede perturbar los ecosistemas.

Emisiones de CO2: La fabricación de equipos de radiología genera emisiones de carbono, especialmente durante la producción de componentes electrónicos.

2. Consumo energético de los equipos :

Uso intensivo: equipos como los escáneres de tomografía computarizada y los de resonancia magnética consumen mucha energía, sobre todo cuando funcionan casi continuamente en los grandes hospitales.

Requisitos de refrigeración: Algunos equipos, en particular los de IRM, requieren sistemas de refrigeración que también consumen energía.

3. Residuos y consumibles :

Residuos de rayos X: Las películas de rayos X tradicionales contienen sustancias químicas que pueden ser perjudiciales si no se eliminan correctamente.

Consumibles desechables: artículos como sábanas, ropa de protección y otros artículos pueden generar una cantidad importante de residuos.

4. Fin de la vida útil de los equipos :

Eliminación: Los aparatos de rayos X tienen una vida útil limitada. Su eliminación requiere una descontaminación y un reciclaje adecuados, que no siempre se llevan a cabo de la mejor manera posible.

Reutilización y reciclaje: Aunque algunas piezas pueden reciclarse, otras, sobre todo los componentes electrónicos, pueden acabar en un vertedero, con el consiguiente impacto medioambiental.

5. Productos de contraste y fármacos :

Fabricación: La producción de productos de contraste requiere recursos y genera residuos.

Eliminación: Una vez utilizados, estos productos suelen ser excretados por los pacientes y pueden acabar en las aguas residuales, afectando a los medios acuáticos.

6. Reducción del impacto :

Transición a la tecnología digital: El paso de la radiografía analógica a la digital reduce considerablemente la cantidad de residuos químicos.

Ahorro de energía: Unas máquinas más eficientes y un uso más racional pueden reducir el consumo de energía.

Formación y concienciación: Educar al personal sobre la importancia de reducir los residuos y reciclar puede tener un impacto significativo.

Es esencial que el campo de la radiología tenga en cuenta su impacto medioambiental, no sólo para proteger el planeta, sino también para garantizar la sostenibilidad de sus prácticas. Las innovaciones tecnológicas y los nuevos enfoques pueden ayudar a minimizar este impacto al tiempo que se mantienen e incluso mejoran los niveles de atención.

Iniciativas ecológicas en radiología : reducir, reciclar, renovar

En un mundo cada vez más consciente del impacto medioambiental de sus acciones, la radiología no es una excepción. Ante los retos ecológicos actuales, están surgiendo muchas iniciativas ecológicas que buscan alinear la excelencia en la atención médica con la responsabilidad medioambiental. Veamos cómo se aplica a este campo el lema "reducir, reciclar, renovar".

1. Reduzca :
   Consumo de energía: Con la adopción de equipos de alta eficiencia y sistemas inteligentes de gestión de la energía, se reduce el consumo al tiempo que se mantiene el rendimiento.
   Residuos radiográficos: El paso de la radiografía analógica a la digital elimina la necesidad de productos químicos y reduce los residuos.
   Uso de agentes de contraste: El uso juicioso y optimizado de los agentes de contraste minimiza la cantidad necesaria, reduciendo así los residuos y el impacto medioambiental.
2. Reciclaje :
   Equipos al final de su vida útil: en lugar de enviarlos al vertedero, las máquinas obsoletas se desmontan y sus componentes se reciclan.
   Consumibles: El uso de materiales reciclables para las sábanas, la ropa de protección y otros consumibles facilita su reutilización y reciclaje.
   Agua: Los sistemas de refrigeración pueden diseñarse para reciclar el agua, minimizando el consumo.
3. Renovar :
   Fuentes de energía: La adopción de energías renovables, como la solar o la eólica, para alimentar

las instalaciones de radiología es una iniciativa en auge.

Formación continua: La formación periódica del personal en las mejores prácticas ecológicas garantiza la aplicación y el mantenimiento de las iniciativas ecológicas.

Colaboración: Al trabajar con proveedores comprometidos con las prácticas sostenibles, la radiología puede fomentar una cadena de suministro más ecológica.

4. Bonificación - Sensibilización :

Campañas informativas: La concienciación sobre las iniciativas ecológicas en radiología entre el personal, los pacientes y el público en general refuerza el compromiso con un futuro sostenible.

Incentivos: Ofrecer incentivos, como descuentos para los proveedores que utilicen materiales reciclados, puede fomentar prácticas más ecológicas.

La radiología está bien situada para liderar el movimiento hacia una asistencia sanitaria más respetuosa con el medio ambiente. Con la combinación de tecnología, innovación y un compromiso con la sostenibilidad, es posible proporcionar una asistencia de alta calidad al tiempo que se protege nuestro planeta para las generaciones futuras. El lema "reducir, reciclar, renovar" sirve de brújula que guía esta transición esencial.

Estudios de casos :
Centros radiológicos ecorresponsables

En todo el mundo, la concienciación sobre la emergencia ecológica está impulsando a cada vez más instituciones médicas a replantearse su modo de funcionamiento. En el campo de la radiología, los centros de vanguardia han adoptado enfoques ecorresponsables, combinando una atención médica de alta calidad con el respeto por el medio ambiente. He aquí algunos estudios de casos que ilustran estas iniciativas ejemplares.

1. Centro Radiológico Nórdico (CRN), Suecia:

    Edificio ecodiseñado: CRN ha sido diseñado con arquitectura bioclimática, maximizando el uso de la luz natural y minimizando la pérdida de calor.

    Innovador sistema de refrigeración: Las máquinas se refrigeran utilizando agua glacial local, lo que reduce el consumo de energía.

    Reciclaje de películas: CRN ha puesto en marcha un programa para reciclar películas de rayos X, reduciendo considerablemente los residuos.

2. GreenTech Imaging Center (GTEC), California, EE UU:

    Energía solar: Con una gran instalación de paneles solares, el CIGT cubre una parte importante de sus necesidades energéticas gracias al sol.

    Programa de cero residuos: todo, desde los vasos de papel hasta las sábanas médicas, se recicla o se composta, lo que reduce drásticamente la cantidad de residuos enviados al vertedero.

    Asociaciones ecorresponsables: CIGT trabaja exclusivamente con proveedores que comparten su ética medioambiental.

3. Radiología Alpina EcoCéntrica (RAE), Suiza :

    Aislamiento térmico: Situada en las montañas, la RAE utiliza lana de oveja local como aislante, lo que ofrece un excelente rendimiento térmico a la vez que apoya la economía local.

    Transporte ecológico: El centro ofrece descuentos a los pacientes que utilicen medios de transporte ecológicos (bicicleta, coche compartido) para acudir a sus citas.

Sensibilización: periódicamente se ofrecen talleres sobre ecorresponsabilidad a los pacientes y al personal.

4. Centre for Bio-light Imaging (CIB), Nueva Zelanda :

Gestión del agua: El CIB utiliza un sistema de recuperación de agua de lluvia para las necesidades no médicas y un sistema de reciclaje de agua para los equipos.

Jardín terapéutico: Se ha diseñado una zona al aire libre no sólo para el bienestar de los pacientes, sino también como ecosistema para fomentar la biodiversidad local.

Compra responsable: El centro favorece la compra de equipos de segunda mano o reacondicionados, alargando así la vida de las máquinas y reduciendo los residuos.

Estos estudios de casos demuestran que, sea cual sea el tamaño o la ubicación de un centro radiológico, se pueden adoptar medidas concretas para reducir su huella ecológica. Aunque estas iniciativas requieren una inversión inicial, a largo plazo pueden ofrecer ahorros sustanciales y posicionar a los centros como líderes en el campo de la ecorresponsabilidad en la atención sanitaria.

Capítulo 10

TÉCNICAS DE POSICIONAMIENTO E INMOVILIZACIÓN

El arte del posicionamiento : obtener la mejor imagen

En radiología, una imagen vale más que mil palabras. La claridad, la precisión y la calidad de una imagen radiográfica pueden significar la diferencia entre un diagnóstico rápido y preciso y horas de incertidumbre. En el centro de esta búsqueda de la excelencia se encuentra el arte del posicionamiento. Al igual que un fotógrafo ajusta minuciosamente su sujeto a la luz perfecta, la enfermera de radiología manipula y coloca al paciente para obtener la mejor toma posible. Descifremos esta delicada danza entre tecnología, anatomía y compasión.

1. Comprender la anatomía :
La base de todo buen posicionamiento es un profundo conocimiento de la anatomía humana. El conocimiento de las estructuras óseas, musculares y orgánicas ayuda a la enfermera a alinear correctamente al paciente y el equipo.

Huesos y articulaciones: La colocación de las estructuras óseas, en particular las articulaciones, es crucial para obtener imágenes nítidas.

Órganos y tejidos: Dependiendo del tipo de examen, el posicionamiento puede requerir que ciertos órganos o tejidos queden resaltados u ocultos.

2. Utilice el equipo con prudencia :
El control del equipo de radiología es igual de esencial.

Placa detectora y tubo de rayos X: La correcta alineación entre estos dos elementos garantiza una imagen nítida y bien enfocada.

Accesorios: pueden utilizarse cuñas, cojines y otros dispositivos de inmovilización para mantener al paciente en una posición determinada.

3. Comunicación con el paciente :
El posicionamiento puede resultar a veces incómodo. Por ello es esencial una buena comunicación para que el paciente se sienta cómodo.

Instrucciones claras: Los pacientes no siempre están familiarizados con los términos técnicos, por lo que es importante darles instrucciones sencillas y claras.

Empatía: Las enfermeras deben mostrar siempre empatía y paciencia, sobre todo con los pacientes ansiosos o doloridos.

4. Técnicas específicas según el examen :

Cada tipo de examen radiológico tiene sus propios requisitos de posicionamiento.

Radiografía de tórax: Por ejemplo, el paciente debe estar generalmente de pie con las manos en las caderas y los hombros hacia delante.

Radiografía de la cadera: El paciente puede estar tumbado, con la pierna girada hacia dentro.

5. Repita la operación si es necesario:

Incluso con la mejor colocación, a veces es necesario realizar otra toma. Por eso es crucial la verificación inmediata de la calidad de la imagen.

6. Mantenerse al día de las últimas técnicas :

El arte del posicionamiento evoluciona con la tecnología y la investigación. Por ello, las enfermeras deben mantenerse al día de las últimas técnicas para proporcionar los mejores cuidados posibles.

El arte del posicionamiento en radiología es una habilidad esencial que combina ciencia, técnica y compasión. Cuando se domina, no sólo se obtienen imágenes de calidad superior, sino que también se garantiza una experiencia óptima para el paciente. En la danza entre el hombre y la máquina, la enfermera de radiología desempeña el papel de directora de orquesta, dirigiendo cada movimiento para crear una armonía perfecta.

Técnicas y equipos de inmovilización

En el mundo de la radiología, el movimiento es el enemigo de una imagen nítida. A veces, a los pacientes les resulta difícil permanecer quietos, ya sea por dolor, ansiedad o simplemente por falta de comprensión de la importancia de permanecer estáticos. Para obtener imágenes precisas, a menudo es necesario utilizar técnicas y equipos de inmovilización. Veamos más detenidamente cómo se hace.

1. ¿Por qué es necesaria la inmovilización?

Prevención de artefactos: Cualquier movimiento durante la toma puede crear artefactos, haciendo que la imagen salga borrosa o sea difícil de interpretar.

Seguridad: Algunos exámenes requieren que el paciente permanezca en una posición precisa para evitar cualquier riesgo.

Optimización de la toma de imágenes: Un posicionamiento bueno y estable garantiza la mejor calidad de imagen posible.

2. Técnicas manuales :

Antes de utilizar equipos, las enfermeras pueden emplear técnicas manuales.

Orientación verbal: Una comunicación clara con el paciente puede bastar a menudo para lograr la inmovilidad necesaria.

Apoyo físico: En algunos casos, una suave presión manual o la colocación de las manos de la enfermera pueden ayudar a estabilizar una zona.

3. Inmovilizadores comunes :

Cojines y cuñas: Estos dispositivos moldeados sujetan e inmovilizan determinadas partes del cuerpo.

Correas: Las correas pueden utilizarse para sujetar las extremidades, especialmente en el caso de los niños.

Collares cervicales: Se utilizan para estabilizar la columna cervical en caso de sospecha de lesión.

Sistemas de retención para niños: Dispositivos específicamente diseñados para inmovilizar suavemente a los niños que pueden tener dificultades para permanecer quietos.

4. Inmovilización para exámenes específicos :

Radiografía de la cabeza: Pueden utilizarse unos dispositivos especiales llamados muletas craneales para estabilizar la cabeza.

Fijación de la columna vertebral**: A** menudo se necesitan dispositivos específicos para mantener la columna vertebral en su sitio y evitar que se mueva.

5. Consideraciones especiales :

Pacientes ansiosos: Utilizar técnicas de relajación o contar con la presencia de alguien cercano puede ayudar.

Pacientes con afecciones médicas específicas: Algunos pacientes, como los que padecen enfermedades neurodegenerativas, pueden requerir enfoques de inmovilización adaptados.

6. Formación y actualizaciones :

La tecnología y las técnicas de inmovilización están evolucionando. Las enfermeras deben formarse en los últimos métodos y dispositivos disponibles para garantizar una inmovilización segura y eficaz.

La inmovilización en radiología es tanto un arte como una ciencia. Aunque la tecnología desempeña un papel crucial en la obtención de imágenes nítidas, es el toque humano, la empatía y la experiencia de la enfermera lo que garantiza que cada paciente sea tratado con cuidado y respeto. Estas técnicas y equipos garantizan no sólo la calidad de las imágenes, sino también el bienestar y la seguridad del paciente.

Casos especiales : ancianos, discapacitados o con otras necesidades específicas

La radiología, con todo su tecnicismo, es ante todo un asunto humano. Cada paciente que cruza la puerta del departamento de diagnóstico por imagen trae consigo un conjunto único de necesidades, expectativas y retos. Las enfermeras de radiología se enfrentan a menudo a casos especiales, en los que es esencial un enfoque personalizado. Exploremos estas delicadas situaciones y las mejores prácticas para abordarlas.

1. Pacientes de edad avanzada :
El envejecimiento de la población presenta sus propios retos en términos de imagen médica.

    Movilidad reducida: Es posible que se necesiten ayudas como sillas de ruedas o andadores para mover al paciente.

    Demencia o confusión: La comunicación tranquila, los gestos tranquilizadores y, a veces, la presencia de un familiar pueden ayudar.

    Mayor sensibilidad: Las personas mayores pueden ser más sensibles al dolor o la incomodidad, por lo que necesitan cojines o apoyo adicionales.

2. Pacientes discapacitados :
Tanto si la discapacidad es física como mental, cada caso requiere una atención especial.

    Discapacidad física: Puede ser necesario un equipo adaptado, como mesas de rayos X ajustables. La comunicación es clave para determinar las necesidades específicas del paciente.

    Discapacidad mental: El enfoque debe ser paciente y empático, con instrucciones claras. En algunos casos, puede considerarse una sedación ligera.

3. Pacientes con necesidades psicológicas específicas :
Algunos pacientes pueden tener ansiedad grave, fobia u otras necesidades psicológicas.

- **Técnicas de relajación:** Métodos como la respiración profunda o la distracción pueden ayudar.
- **La presencia de un ser querido:** Tener cerca a un familiar o amigo puede ofrecer un consuelo adicional.
- **Entorno adaptado:** En algunos centros se dispone de salas de diagnóstico por imagen temáticas o relajantes para crear un entorno menos clínico.

4. Pacientes con dispositivos médicos implantados :
Marcapasos, bombas de insulina, implantes cocleares... todos requieren una preparación y unas precauciones específicas durante el diagnóstico por imagen.

- **Comprobación preliminar:** Antes de cualquier examen, es crucial comprobar la presencia de cualquier dispositivo médico implantado.
- Ajustes **ajustables:** Algunos equipos de diagnóstico por imagen pueden requerir ajustes para evitar interferencias con estos dispositivos.

La clave del éxito en la gestión de casos especiales en radiología es la flexibilidad, la comunicación y la empatía. Las enfermeras de radiología deben formarse no sólo en los aspectos técnicos de su función, sino también en la importancia crucial de la humanidad en los cuidados. En última instancia, cada paciente es único, y es esta individualidad lo que hace que la profesión de enfermera de radiología sea tan valiosa y gratificante.

Capítulo 11

LOS RETOS DE LA RADIOLOGÍA EN LA ERA DIGITAL

Telerradiología :
beneficios, retos e implicaciones éticas

La telerradiología, que se refiere a la transmisión electrónica de imágenes radiológicas de un lugar a otro para su consulta e interpretación, representa un gran avance en el campo de la radiología. Permite a los profesionales sanitarios superar las limitaciones geográficas, mejorar el acceso a la asistencia y responder con mayor rapidez a las necesidades de los pacientes. Sin embargo, también presenta retos únicos e implicaciones éticas. Echemos un vistazo más de cerca.

1. Ventajas de la telerradiología :

Acceso más amplio: los hospitales y clínicas de zonas remotas o desatendidas pueden beneficiarse de la experiencia de los radiólogos de los grandes centros.

Disponibilidad 24 horas al día, 7 días a la semana: la telerradiología garantiza una cobertura radiológica constante, especialmente durante las horas no laborables.

Reducción de los plazos de entrega: Los resultados pueden entregarse rápidamente, lo que mejora los plazos de entrega a los pacientes.

Especialización: La telerradiología proporciona acceso a subespecialistas para casos complejos.

2. Los retos de la telerradiología :

Cuestiones tecnológicas: La necesidad de una infraestructura sólida, un ancho de banda adecuado y sistemas de seguridad robustos.

Calidad de la imagen: Asegúrese de que la calidad de la imagen transmitida es óptima para una interpretación precisa.

Comunicación: Mantener una comunicación eficaz entre radiólogos, técnicos de radiología y otros profesionales sanitarios puede resultar más difícil a distancia.

3. Implicaciones éticas :

Confidencialidad y seguridad de los datos : La protección de los datos de los pacientes es primordial. Los sistemas de telerradiología deben ser seguros para evitar cualquier riesgo de violación de los datos.

Calidad de la atención: Deben mantenerse los estándares de atención, independientemente de dónde se realice la interpretación. Es esencial garantizar que la telerradiología no comprometa la calidad de la evaluación.

Responsabilidad: Aclarar las responsabilidades entre el radiólogo in situ y el radiólogo a distancia es crucial.

Relaciones con el paciente: En un contexto de telerradiología, puede resultar más difícil establecer una relación directa con el paciente, lo que puede influir en la percepción de la atención.

La telerradiología, aunque es un avance tecnológico prometedor, debe abordarse con cautela y diligencia. Ofrece la posibilidad de ampliar el acceso a la asistencia y de proporcionar conocimientos especializados allí donde de otro modo podrían ser limitados. Sin embargo, también exige una mayor atención a los detalles técnicos, la calidad de los cuidados y la ética. Para las enfermeras de radiología y otros profesionales, esto significa mantenerse informados, adaptables y siempre centrados en el paciente, incluso a distancia.

Seguridad y confidencialidad de los datos en la era digital

En la era digital, la seguridad y la confidencialidad de los datos se han convertido en grandes preocupaciones para muchos sectores, y la medicina no es una excepción. Con la rápida evolución de la tecnología, los sistemas sanitarios han adoptado historias clínicas electrónicas, plataformas de telemedicina y otras herramientas digitales para mejorar la eficacia de la atención. Aunque estas herramientas ofrecen muchas ventajas, también plantean retos a la hora de proteger la información confidencial de los pacientes. Echemos un vistazo más de cerca a las implicaciones de esta transformación digital.

1. El auge de la medicina digital :

Historias clínicas electrónicas: centralizar la información para un mejor seguimiento y una toma de decisiones más rápida.

Telemedicina: Permite las consultas a distancia, optimizando así el acceso a la atención sanitaria.

Dispositivos médicos conectados: ofrecen seguimiento en tiempo real y alertas automatizadas para pacientes y profesionales sanitarios.

2. Ventajas de la digitalización :

Eficacia: reducción del tiempo de espera, acceso instantáneo a la información.

Accesibilidad: Facilitar la consulta de los expedientes a los distintos profesionales sanitarios.

Interoperabilidad: Posibilidad de integrar varios sistemas para obtener una visión holística del paciente.

3. Riesgos digitales :

Ataques y violaciones: Los ciberdelincuentes pueden atacar los sistemas sanitarios para acceder a datos sensibles o exigir rescates.

- **Errores humanos: Los** errores en la introducción de datos o su manipulación incorrecta pueden comprometer la integridad de los datos.
- **Fallos técnicos: Los** fallos de hardware o software pueden hacer que los datos sean inaccesibles.

4. Proteger la confidencialidad en la era digital :
- **Protocolos de seguridad robustos :** Los sistemas deben estar equipados con cortafuegos, antivirus y otras medidas de seguridad.
- **Formación del personal:** Garantizar que cada miembro del personal sea consciente de los riesgos y sepa cómo proteger los datos.
- **Actualizaciones periódicas: El** software debe actualizarse periódicamente para corregir las vulnerabilidades.
- **Auditorías y evaluaciones :** Los sistemas deben evaluarse periódicamente para identificar y corregir posibles fallos.

5. Consideraciones éticas :
- **Consentimiento informado:** Los pacientes deben ser informados y dar su consentimiento a la recogida, almacenamiento y uso compartido de sus datos.
- **Transparencia:** Los pacientes deben tener acceso a su información y saber cómo se utiliza.
- **Responsabilidad: En** caso de infracción, las organizaciones deben asumir la responsabilidad de informar a las partes implicadas y adoptar medidas correctivas.

Aunque la era digital está aportando mejoras significativas a la prestación de atención médica, viene acompañada de su propio conjunto de retos en términos de seguridad y confidencialidad. Es imperativo que los profesionales sanitarios, en particular los que trabajan en radiología, estén bien equipados y formados para navegar por este complejo panorama. La clave está en lograr un equilibrio entre aprovechar las ventajas de la tecnología y garantizar la seguridad y la confidencialidad de los pacientes.

Evolución futura : Inteligencia artificial y automatización

A medida que la tecnología sigue avanzando a una velocidad vertiginosa, la medicina, y la radiología en particular, están al borde de una transformación radical. La inteligencia artificial (IA) y la automatización están en el centro de esta evolución, y prometen aumentar la precisión de los diagnósticos, mejorar la eficacia y ampliar los límites de lo que consideramos posible. Echemos un vistazo a las posibles implicaciones de estas tecnologías para el futuro de la radiología.

1. Inteligencia artificial en radiología :
   Análisis de imágenes: la IA puede entrenarse para identificar y caracterizar anomalías en las imágenes, a veces con una precisión superior o igual a la de los radiólogos humanos.
   Mejora de la imagen: Uso de algoritmos para mejorar la calidad de la imagen, reducir el ruido y optimizar los parámetros de imagen.
2. Ventajas de la IA :
   Eficacia: Reducción del tiempo necesario para analizar las imágenes, lo que permite tratar a más pacientes en menos tiempo.
   Precisión: minimización de los errores humanos, reduciendo los diagnósticos erróneos o perdidos.
   Predictibilidad: Utilización de datos para predecir riesgos futuros o la progresión de la enfermedad.
3. Retos de la IA :
   Ética: ¿Quién es responsable si una máquina comete un error de diagnóstico? ¿Cómo podemos garantizar un uso ético de la IA?

Formación: Es necesario formar a los profesionales no sólo para que utilicen estas herramientas, sino también para que comprendan sus limitaciones.

Coste: La creación de sistemas avanzados de IA puede requerir una inversión financiera significativa.

4. Automatización en radiología :

Flujo de trabajo: Automatice tareas repetitivas como la clasificación de imágenes, el seguimiento de pacientes y la gestión de citas.

Mantenimiento predictivo: Uso de la IA para anticipar las necesidades de mantenimiento de los equipos, reduciendo así el tiempo de inactividad.

5. Interacción hombre-máquina :

Complementariedad: La IA no está ahí para sustituir a los radiólogos, sino para complementarlos, proporcionándoles herramientas que aumenten su capacidad de diagnóstico y tratamiento.

Confianza: Crear una relación de confianza entre los profesionales sanitarios y los sistemas automatizados es crucial para el éxito de la adopción.

La llegada de la inteligencia artificial y la automatización a la radiología marca el inicio de una nueva era. Aunque estas tecnologías ofrecen ventajas innegables en términos de eficacia y precisión, también plantean cuestiones éticas y prácticas que deben abordarse con cautela. El objetivo final es armonizar la pericia humana con el poder de la máquina, creando un futuro en el que la tecnología y la humanidad trabajen juntas para ofrecer una asistencia sanitaria de la máxima calidad.

Capítulo 12

GESTIÓN DE PACIENTES CON NECESIDADES ESPECIALES

Pacientes con discapacidades cognitivas o físicas

El diagnóstico médico por imagen es una etapa crucial en el cuidado de muchos pacientes, pero puede presentar retos particulares para aquellos con deficiencias cognitivas o físicas. Estos pacientes tienen necesidades específicas que requieren una atención y una gestión adaptadas para garantizar no sólo la calidad de la atención, sino también su seguridad y comodidad durante los exámenes radiológicos.

1. Comprender al paciente :

Desmitificar las discapacidades: Sensibilizar sobre los distintos tipos de discapacidad, ya sean cognitivas (como la demencia, el autismo o el retraso mental) o físicas (como la parálisis o las amputaciones).

Comunicación: Adoptar técnicas de comunicación adaptadas a cada paciente, en particular utilizando ayudas visuales o gestos.

2. Adaptar el entorno :

Disposición: Garantice un acceso fácil a los equipos, en particular para los pacientes en silla de ruedas.

Confort: Cree un entorno relajante, por ejemplo utilizando una iluminación tenue o música suave para los pacientes ansiosos o agitados.

3. Técnicas de imagen específicas :

Posicionamiento: Utilice ayudas y técnicas de posicionamiento específicas para asegurar la claridad de la imagen y garantizar al mismo tiempo la comodidad del paciente.

Duración del examen: prevea la posibilidad de que ciertos exámenes puedan llevar más tiempo debido a las necesidades particulares del paciente.

4. La seguridad ante todo:

Inmovilidad: Para los pacientes a los que les resulte difícil permanecer quietos, considere el uso de equipos de inmovilización suave o técnicas de distracción.

Monitorización: La monitorización constante es esencial, sobre todo si es probable que el paciente se quite dispositivos médicos o se mueva durante el examen.

5. El papel del cuidador :

Presencia: En muchos casos, la presencia de un cuidador conocido puede ser beneficiosa para tranquilizar y guiar al paciente.

Formación: Se puede formar a los cuidadores en técnicas sencillas para ayudar a colocar y tranquilizar al paciente.

6. Después del examen :

Informe: Tómese el tiempo necesario para explicar los resultados del examen al paciente y a su cuidador, utilizando un lenguaje sencillo y comprensible.

Retroalimentación: Solicitar la opinión de pacientes y cuidadores para mejorar continuamente la atención.

La gestión de pacientes con discapacidades cognitivas o físicas en radiología requiere un enfoque holístico y centrado en el paciente. Comprendiendo sus necesidades y adaptando el entorno y las técnicas utilizadas, es posible garantizar una experiencia positiva para el paciente al tiempo que se obtienen las imágenes diagnósticas necesarias.

Radiología al final de la vida y cuidados paliativos

La radiología desempeña un papel esencial incluso en las etapas finales de la vida de un paciente. En el caso de los cuidados paliativos, los exámenes de imagen pueden ayudar a controlar el dolor, evaluar la progresión de la enfermedad o simplemente mejorar la calidad de vida restante. Sin embargo, la decisión de utilizar la radiología en este contexto debe tomarse con discernimiento, sopesando los beneficios potenciales frente a la comodidad del paciente.

1. La importancia de la comunicación :

Diálogo con el equipo sanitario: La estrecha colaboración entre radiólogos, oncólogos, enfermeras especializadas y otros profesionales sanitarios es esencial para determinar la mejor estrategia de diagnóstico por imagen.

Hablar con el paciente y su familia: Comprender los deseos del paciente, explicarle claramente las ventajas e inconvenientes de cada examen y respetar sus decisiones.

2. Elección del examen radiológico :

Importancia: No todos los exámenes son necesarios. Las solicitudes de diagnóstico por imagen deben tener como objetivo mejorar la comodidad del paciente o responder a una pregunta médica específica.

Minimice las molestias: opte por métodos no invasivos o menos incómodos siempre que sea posible.

3. Gestión del dolor y el confort :

Posicionamiento: Pueden utilizarse cojines, ayudas para la colocación y otros dispositivos para que el proceso sea lo más cómodo posible.

Duración: Si un examen va a ser largo, puede ser necesario hacer pausas, o puede ser útil dividir el examen en varias sesiones cortas.

4. Objetivos de los exámenes por imagen :

Tratamiento del dolor: localizar la causa del dolor para tratarlo con mayor eficacia.

Evaluar la progresión: Aunque los cuidados paliativos no tratan de curar, a veces es útil saber cómo progresa una enfermedad para poder ajustar los tratamientos.

Planificación del tratamiento: Ayudar a los médicos a planificar intervenciones para mejorar el confort, como el drenaje de un derrame.

5. Aspectos éticos :

Consentimiento informado: Asegúrese de que el paciente y/o su familia comprenden la finalidad del examen, sus riesgos y beneficios.

Respetar los deseos de los pacientes: algunos pacientes pueden negarse a someterse a pruebas adicionales, y estas decisiones deben respetarse.

6. Repaso del examen :

Comunicación de los resultados: Los resultados deben comunicarse rápidamente y de forma empática, teniendo en cuenta el estado emocional del paciente y su familia.

Apoyo psicológico: Tras los resultados, pueden ser necesarias sesiones de apoyo o derivaciones a asesores.

La radiología al final de la vida y en un contexto de cuidados paliativos es un reto que requiere una combinación de habilidades médicas, éticas y humanas. Aunque el objetivo principal es mejorar la calidad de vida del paciente, el respeto, la compasión y la comunicación abierta son esenciales para navegar por esta delicada área de la medicina.

Comunicación adecuada y centrado en el paciente

En radiología, como en otros campos de la medicina, la comunicación es un elemento esencial para garantizar una atención al paciente eficaz y empática. Cada paciente es único, con sus propias preocupaciones, historial médico, necesidades y deseos. Adoptar una comunicación adecuada y un enfoque centrado en el paciente es, por tanto, vital para garantizar una experiencia positiva y una atención de calidad.

1. Escuche antes de hablar :
   La importancia de la escucha activa: comprender las preocupaciones, necesidades y expectativas del paciente escuchándole atentamente.
   Preguntas abiertas: Anime a los pacientes a compartir sus pensamientos y sentimientos haciéndoles preguntas abiertas.
2. Adaptar el lenguaje :
   Sencillez: Evite la jerga médica y explique los términos técnicos de forma sencilla y comprensible.
   Aclaración: Asegúrese de que el paciente ha comprendido la información proporcionada pidiéndole que la reformule o que exprese cualquier duda que pueda tener.
3. Comprender a la persona que hay detrás del paciente :
   Historia clínica: comprender el contexto médico para adaptar los cuidados.
   Estado emocional: Reconocer la ansiedad, el miedo u otras emociones y ofrecer el apoyo adecuado.

4. Comunicación no verbal :
   Lenguaje corporal: ser consciente de sus propios gestos y posturas, así como de los del paciente.
   Contacto visual: Mantener un contacto visual adecuado para mostrar atención y presencia.
5. Situar al paciente en el centro de la toma de decisiones :
   Consentimiento informado: Proporcionar toda la información necesaria para que el paciente pueda tomar una decisión con conocimiento de causa.

- **Participación activa:** Anime a los pacientes a tomar parte activa en sus cuidados, haciendo preguntas y expresando sus preferencias.
6. Cultura y diversidad :
- **Conciencia cultural:** Respetar y comprender las diferentes creencias, valores y prácticas culturales.
- **Intérpretes:** Utilice intérpretes cuando sea necesario para superar las barreras lingüísticas.
7. Manejo de situaciones difíciles :
- **Malas noticias:** Adopte un enfoque empático y transparente a la hora de comunicar noticias desagradables.
- **Resistencia o rechazo:** Comprenda las razones de las reacciones negativas del paciente y ofrézcale alternativas o explicaciones adicionales.
8. Utilizar la tecnología con prudencia :
- **Telemedicina:** ofrecer consultas a distancia manteniendo un alto nivel de comunicación y empatía.
- **Documentación electrónica:** Asegúrese de que la introducción de datos no interfiere con la comunicación cara a cara.

Una comunicación eficaz y un enfoque centrado en el paciente en radiología implican algo más que simplemente transmitir información. Se trata de establecer una relación de confianza, respetar la dignidad de los pacientes y reconocer sus derechos como personas. Al situar al paciente en el centro del proceso asistencial, los profesionales sanitarios pueden ofrecer una atención óptima al tiempo que mejoran la satisfacción y el bienestar del paciente.

Capítulo 13

ADAPTARSE A LA VIDA NOCTURNA: TRABAJO ROTATIVO Y RADIOLOGÍA DE URGENCIAS

Retos y ventajas trabajo por turnos

El trabajo por turnos es habitual en muchos sectores, sobre todo en el médico, donde la atención al paciente debe prestarse las 24 horas del día, 7 días a la semana. Este tipo de horario laboral presenta ventajas y retos específicos, tanto para los profesionales sanitarios como para las instituciones. Veámoslos de forma fluida y detallada.

Los retos de trabajar por turnos :

Alteraciones del ritmo circadiano: Nuestros cuerpos están ajustados a un ritmo natural de 24 horas, y cualquier cambio en este ritmo puede alterar el sueño, el estado de ánimo y el bienestar general.

Impacto en la salud: El trabajo nocturno puede aumentar el riesgo de enfermedades crónicas como las cardiovasculares, la diabetes y la obesidad.

Fatiga y somnolencia: Trabajar horas inusuales puede provocar un aumento de la fatiga, lo que puede reducir potencialmente el estado de alerta y la capacidad de tomar decisiones rápidas.

Vida social y familiar: Los horarios de trabajo irregulares pueden dificultar la planificación de actividades sociales o familiares, provocando sentimientos de aislamiento.

Riesgos laborales: Trabajar de noche o a primera hora de la mañana puede asociarse a una reducción de los recursos disponibles, lo que puede aumentar el estrés y el riesgo de errores.

Ventajas de trabajar por turnos :

Bonificaciones nocturnas y de fin de semana: Muchos establecimientos ofrecen una compensación económica por las horas trabajadas durante los turnos.

Flexibilidad: Algunos profesionales aprecian poder gestionar su tiempo libre durante la semana, evitando las aglomeraciones y liberando tiempo para compromisos personales.

Menos tráfico: Ir al trabajo a horas poco convencionales suele significar evitar los atascos.

Cohesión del equipo: Los equipos nocturnos y de fin de semana suelen desarrollar un fuerte sentimiento de cohesión debido a la naturaleza única de su trabajo.

Oportunidades profesionales: Trabajar por turnos puede ofrecer más oportunidades de aprendizaje y crecimiento profesional, ya que puede tener que asumir más responsabilidades en ausencia del personal administrativo.

Aunque trabajar a turnos presenta retos innegables, también ofrece ventajas que pueden resultar muy atractivas para algunos profesionales. Una clave del éxito en esta forma de trabajar es comprender y gestionar el impacto potencial sobre la salud y el bienestar, aprovechando al mismo tiempo los aspectos positivos tanto para la carrera profesional como para la vida personal. La comunicación abierta con los colegas, la dirección y la familia también es esencial para navegar con éxito por este paisaje profesional único.

Consejos para controlar su ritmo circadiano

Cuando trabajamos por turnos, como ocurre a menudo en radiología y otros sectores médicos, nuestro ritmo circadiano -el reloj biológico interno que regula muchas de las funciones de nuestro cuerpo- puede verse alterado. Por lo tanto, una gestión adecuada del ritmo circadiano es esencial para mantener una buena salud, el máximo estado de alerta y una calidad de vida óptima. He aquí algunos consejos sobre cómo gestionar mejor su ritmo circadiano cuando trabaja por turnos:

Cree un entorno ideal para dormir:

Oscurezca su dormitorio: Utilice cortinas opacas para bloquear la luz del día.

Minimice el ruido: Considere la posibilidad de utilizar tapones para los oídos o una máquina de ruido blanco para enmascarar el ruido exterior.

Mantenga la habitación fresca: Una temperatura ligeramente más fresca le ayudará a dormir mejor.

Sea regular: Aunque trabaje por turnos, intente en la medida de lo posible acostarse y levantarse a la misma hora todos los días.

Exposición a la luz :

Antes de su turno de noche: Intente exponerse a una luz brillante, que puede ayudar a indicar a su cuerpo que es hora de despertarse.

Después de su turno de noche: Reduzca su exposición a la luz brillante, especialmente a la luz azul de las pantallas, para indicar a su cuerpo que es hora de descansar.

Alimentos adecuados :

Coma ligero por la noche: Evite las comidas pesadas o ricas en cafeína durante su turno.

Manténgase hidratado: Beber suficiente agua puede ayudarle a mantenerse alerta.

Haga pausas activas: Si se siente somnoliento durante su turno, tómese un momento para estirarse, dar un pequeño paseo o practicar la respiración profunda.

Limite la cafeína: Si necesita consumir cafeína para mantenerse despierto, intente limitarla al principio de su turno para evitar que afecte a su sueño posterior.

Siesta estratégica: Una siesta corta antes de empezar su turno puede ayudar a mejorar el estado de alerta. Sin embargo, limite la siesta a 20-30 minutos para evitar la somnolencia.

Consulte a un especialista del sueño: Si tiene dificultades persistentes para dormir o para mantenerse despierto durante su turno, puede que merezca la pena consultar a un especialista del sueño.

Evite cambiar de turno con frecuencia: Si es posible, intente mantener un horario de trabajo regular en lugar de cambiar constantemente de turno.

Planifique sus días de descanso: Después de una serie de turnos nocturnos, dese un día de descanso para permitir que su cuerpo se reajuste a un horario normal.

Gestionar su ritmo circadiano mientras trabaja por turnos es un reto, pero con la planificación y las estrategias adecuadas, puede minimizar los efectos negativos sobre su salud y bienestar.

La especificidad de la radiología de urgencia

La radiología, como disciplina, se ha desarrollado ampliamente a lo largo de los años, abarcando una diversa gama de procedimientos e imágenes. Sin embargo, entre las muchas subdisciplinas de la radiología, la radiología de urgencias ocupa una posición única, al encontrarse en la encrucijada entre la tecnología punta y las situaciones médicas más cruciales.

¿Qué es la radiología de urgencia?
La radiología de urgencias está especializada en la interpretación rápida y precisa de imágenes para pacientes

en situaciones de emergencia. Estas situaciones pueden ir desde lesiones deportivas repentinas hasta accidentes de coche y complicaciones médicas agudas.

La importancia de la velocidad :

Diagnóstico rápido: Una de las principales funciones de la radiología de urgencias es proporcionar diagnósticos rápidos para facilitar la gestión inmediata.

Optimización del flujo de trabajo: En un servicio de urgencias, cada minuto cuenta. La capacidad de obtener e interpretar rápidamente una imagen es crucial.

Complejidad de los casos :

Los radiólogos de urgencias se enfrentan a menudo a casos más complejos que los de otras disciplinas, ya que los pacientes pueden presentar múltiples lesiones o afecciones médicas agudas.

Colaboración interdisciplinar :

La radiología de urgencias requiere una estrecha colaboración con otros especialistas, como los médicos de urgencias, los traumatólogos y los neurólogos, por nombrar sólo algunos.

Tecnologías de vanguardia :

Los servicios de urgencias suelen estar equipados con las tecnologías de imagen más avanzadas, ya que un diagnóstico preciso es esencial en estas situaciones críticas.

Formación especializada :

Muchos radiólogos optan por realizar una formación adicional para especializarse en radiología de urgencias, centrándose en las habilidades específicas necesarias para interpretar con precisión las imágenes en un entorno de urgencias.

Desafíos emocionales :
El contexto de las urgencias puede ser estresante no sólo para los pacientes y sus familias, sino también para el personal médico. Los radiólogos de urgencias a menudo tienen que trabajar en situaciones intensas, manteniendo la calma y la concentración.

Innovación constante:
La investigación y el desarrollo en el campo de la radiología de urgencias son constantes. Regularmente surgen nuevas técnicas y tecnologías que ofrecen métodos más eficaces para diagnosticar y tratar a los pacientes en situaciones de emergencia.

La radiología de urgencias es una subdisciplina vital y dinámica de la radiología, que combina conocimientos médicos, tecnología punta y habilidades de gestión de emergencias. Los profesionales que trabajan en este campo desempeñan un papel esencial en la atención a los pacientes en los momentos más críticos de su vida.

Capítulo 14

LA IMPORTANCIA DEL CRIBADO EN RADIOLOGÍA

Técnicas de detección habituales: mamografía, densitometría ósea, etc.

El cribado es una parte esencial de la prevención médica. Es el arte y la ciencia de detectar enfermedades o anomalías incluso antes de que aparezcan los síntomas, lo que permite una intervención precoz y a menudo más eficaz. En el campo de la radiología, se utilizan habitualmente una serie de técnicas para detectar diversas afecciones. Veamos algunos de estos métodos y su importancia.

Mamografía :

Definición: La mamografía es una técnica de imagen radiológica que utiliza rayos X para visualizar el interior de las mamas.

Indicación: Se utiliza principalmente para el cribado del cáncer de mama.

Ventajas: Este método puede detectar tumores antes de que sean palpables o de que aparezcan otros síntomas.

Mamografía digital frente a mamografía analógica: La mamografía digital permite una visualización más precisa y la manipulación electrónica de las imágenes.

Densitometría ósea :

Definición: También conocida como osteodensitometría, mide la densidad mineral ósea.

Indicación: Se utiliza para detectar la osteoporosis y evaluar el riesgo de fracturas.

Principio: Esta técnica utiliza rayos X para obtener imágenes de los huesos, normalmente de la columna vertebral, la cadera o la muñeca.

Ultrasonidos :

Definición: Los ultrasonidos utilizan ondas sonoras para producir imágenes de los órganos internos del cuerpo.

Indicaciones: suele utilizarse para detectar afecciones ginecológicas, obstétricas y cardiacas.

Ventajas: No invasiva y sin radiaciones ionizantes, es segura incluso durante el embarazo.

Escáner de baja dosis para el cribado del cáncer de pulmón :

Definición: Se trata de una técnica de tomografía computerizada que utiliza una dosis baja de radiación para visualizar los pulmones.

Indicación: Para los fumadores de larga duración o con un historial de tabaquismo importante, este método permite la detección precoz del cáncer de pulmón.

Colonografía virtual :

Definición: Utiliza la tomografía computerizada para obtener imágenes detalladas del colon.

Indicación: Cribado de cáncer colorrectal y pólipos.

Ventajas: No es invasiva y a menudo se utiliza como alternativa a la colonoscopia tradicional.

Resonancia magnética de cuerpo entero :

Definición: La resonancia magnética de cuerpo entero proporciona una visión completa del cuerpo sin utilizar rayos X.

Indicaciones: Aunque controvertido, algunas personas eligen este método para una evaluación exhaustiva, sobre todo si existen antecedentes familiares de la enfermedad.

La radiología desempeña un papel clave en el cribado de muchas enfermedades, lo que permite una detección precoz y una mejor gestión de la salud. Es esencial que los profesionales sanitarios y los pacientes comprendan estas técnicas y su importancia, garantizando un enfoque proactivo de la salud.

Comunicación y gestionar la ansiedad del paciente

Aunque es esencial para la medicina moderna, la radiología puede ser a menudo una fuente de ansiedad para muchos pacientes. Lo desconocido, el ruido de las máquinas, la sensación de estar encerrado en una máquina de resonancia magnética o simplemente la anticipación de los resultados pueden causar verdadera angustia. Como enfermera de radiología, la comunicación es crucial no sólo para la eficacia de los procedimientos, sino también para el bienestar del paciente.

Comprender la ansiedad del paciente :
Causas de ansiedad: Los miedos pueden deberse a molestias físicas, a lo desconocido, a la exposición a la radiación o a la anticipación de los resultados.
Síntomas comunes: Sudoración, temblores, mareos, náuseas o incluso pánico total.
Establecer una comunicación abierta :
Primer contacto: Una primera impresión positiva y tranquilizadora puede tranquilizar a los pacientes.
Escucha activa: Mostrar a los pacientes que sus preocupaciones son escuchadas y tomadas en serio.

126

- **Utilice un lenguaje claro:** evite la jerga médica siempre que sea posible y ofrezca explicaciones sencillas del procedimiento.

Técnicas de relajación :

- **Respiración profunda:** Una técnica sencilla pero eficaz para calmar el sistema nervioso.
- **Música o sonido relajante:** Algunos centros ofrecen auriculares con música relajante durante los procedimientos.
- **Visualización:** Anime al paciente a imaginar un lugar o una situación tranquilizadora.

Anticiparse a las necesidades del paciente :

- **Colocación:** Asegúrese de que el paciente está lo más cómodo posible antes de empezar.
- **Tranquilidad sobre la duración:** Informar al paciente sobre la duración probable de la intervención puede ayudar a reducir la ansiedad.

Gestión de situaciones especiales :

- **Claustrofobia:** Los pacientes con miedo a los espacios cerrados pueden requerir ajustes o incluso una sedación leve.
- **Niños:** Utilice técnicas adaptadas a los niños, como el uso de juguetes o libros para desviar su atención.

Comentarios posteriores al procedimiento :

- **Tranquilice al paciente:** Aunque los resultados no sean inmediatos, dígale cuándo puede esperar tener noticias.
- **Consejos tras el procedimiento:** Algunos pacientes pueden experimentar efectos secundarios leves tras procedimientos como las exploraciones con contraste.

Formación continua :

- **Talleres y formación: Manténgase al día de las** últimas técnicas de comunicación y gestión de la ansiedad.

Comentarios de los pacientes: Fomente las opiniones para impulsar la mejora continua.

Gestionar la ansiedad del paciente en radiología va mucho más allá de la simple producción de una imagen. Se trata de un delicado equilibrio entre tecnología y humanidad, que requiere una combinación de habilidades técnicas e interpersonales. Al situar el bienestar del paciente en el centro de su misión, las enfermeras de radiología desempeñan un papel esencial en el éxito de los procedimientos radiológicos y en la mejora de la atención al paciente.

El papel crucial de la enfermera en la monitorización de pacientes

Cada día, millones de personas de todo el mundo entran en los departamentos de radiología, esperando un diagnóstico claro, una cura o una mejor comprensión de su enfermedad. Mientras que el radiólogo es quien interpreta las imágenes, la enfermera es el pilar que apoya al paciente durante todo el proceso. El papel de la enfermera en el seguimiento de los pacientes de radiología es tan delicado como esencial.

Preprocedimiento: preparación y evaluación

Evaluación médica: historial médico, alergias, medicación actual y cualquier contraindicación para el procedimiento.

Educación del paciente: Explicación del procedimiento, riesgos y beneficios, y respuestas a sus preguntas.

Consentimiento informado: Asegurarse de que el paciente comprende y acepta el procedimiento.

Apoyo durante el procedimiento

Apoyo emocional: tranquilizar al paciente, ofrecer una presencia tranquilizadora y establecer una comunicación abierta.

Seguimiento clínico: controlar las constantes vitales, detectar anomalías y reaccionar rápidamente en caso de complicaciones.

Administración de medicación: Dependiendo del procedimiento, puede ser necesario administrar fármacos, sedantes o agentes de contraste.

Post-procedimiento: Seguimiento y cuidados

Seguimiento continuo: Vigilancia para detectar efectos secundarios o complicaciones tras el procedimiento.

Consejos posteriores al procedimiento: Informe al paciente de cualquier restricción, medicación o cuidados que pueda necesitar.

Coordinación con el equipo médico: Garantizar una transición fluida a otras especialidades o servicios en caso necesario.

Seguimiento a largo plazo

Recordatorios: Haga un seguimiento de los pacientes para posteriores exámenes, intervenciones o controles rutinarios.

Formación continua: Ayudar a los pacientes a entender sus resultados y a tomar decisiones informadas sobre su atención.

Apoyo psicológico: Algunos resultados pueden ser perturbadores. La enfermera suele ofrecer apoyo emocional, remitiendo al paciente a recursos o especialistas si es necesario.

El papel del intermediario

Comunicación: actuar como puente entre el paciente y el radiólogo, traduciendo los términos médicos y las preocupaciones del paciente.

Derivación: orientar a los pacientes hacia otras especialidades o recursos en función de sus necesidades.

Formación continua y desarrollo profesional

Actualización de competencias: El mundo de la radiología cambia rápidamente. Las enfermeras deben mantenerse al día de las mejores prácticas.

Participación en la investigación: algunas enfermeras participan o realizan estudios para mejorar la atención al paciente en radiología.

La enfermera de radiología no es sólo una técnica o una auxiliar; es el corazón palpitante de una máquina bien engrasada dedicada a la salud y el bienestar de los pacientes. Combinando habilidades clínicas avanzadas con una profunda empatía, se asegura de que cada paciente sea tratado con respeto, cuidado y pericia. En el ajetreo del departamento de radiología, el papel de la enfermera en la atención al paciente es absolutamente crucial.

Capítulo 15

PLANIFICACIÓN PROFESIONAL Y TRANSICIONES PROFESIONALES

Desarrollo profesional en el campo de la radiología

La radiología es un campo dinámico de la medicina, que combina habilidades clínicas avanzadas con avances tecnológicos en constante evolución. Para quienes se inician en este campo, las oportunidades de progresión y desarrollo son amplias y variadas.

- Inicio de carrera: técnico radiólogo
    - **Formación inicial:** Obtener un diploma o certificación de una escuela reconocida de tecnología radiológica.
    - **Responsabilidades iniciales:** Asistir a los radiólogos, realizar radiografías básicas, familiarizarse con el equipo y los protocolos de seguridad.
- Especialización
    - **Ecografía, mamografía, resonancia magnética, tomografía computarizada:** cada una de estas modalidades de diagnóstico por imagen requiere una formación específica y ofrece oportunidades distintas.
    - **Radiología intervencionista:** Combinación de técnicas quirúrgicas y de imagen para procedimientos como biopsias o cateterismos.
- Enfermera especializada en radiología
    - **Función en profundidad:** Gestionar la atención al paciente, administrar fármacos y agentes de contraste, trabajar en estrecha colaboración con los radiólogos.
- Supervisor o jefe de equipo
    - **Gestión de equipos:** Supervisión de técnicos, gestión de horarios, formación continua.

- **Interfaz con otros departamentos:** Trabajar con cirujanos, oncólogos y otros especialistas para optimizar la atención al paciente.

Gerente o administrador de radiología

- **Gestión operativa:** gestionar el presupuesto, el equipamiento y el mantenimiento, y garantizar la eficacia general del departamento.
- **Relaciones con los proveedores:** Selección y negociación con los proveedores de equipos y programas informáticos.

Formador o profesor en radiología

- **Escuelas de tecnología radiológica:** formación de la próxima generación de técnicos y profesionales.
- **Conferenciante o ponente:** Compartir su experiencia en conferencias o talleres especializados.

Investigador en radiología

- **Investigación clínica:** Exploración de nuevas técnicas, mejoras de los protocolos existentes o innovaciones tecnológicas.
- **Colaboración:** Trabajar con universidades, laboratorios y la industria para hacer avanzar el campo.

Consultor de radiología

- **Consultoría:** Ayudamos a hospitales, clínicas y empresas a optimizar sus servicios de radiología.
- **Evaluación tecnológica:** probar y recomendar nuevos equipos o programas informáticos.

Desarrollos tecnológicos y digitales

- **Teleradiología:** lectura e interpretación de imágenes a distancia.
- **Inteligencia artificial:** trabajar con ingenieros para desarrollar herramientas de ayuda a la lectura y la interpretación.

133

Vuelta al cole

Realice una especialización o un doctorado: profundice en sus conocimientos o dedíquese a la investigación.

Formación continua: Mantenerse al día de los últimos avances en la materia.

El desarrollo profesional en radiología es tan diverso como apasionante. Tanto si opta por especializarse en una modalidad concreta como por dedicarse a la gestión, la docencia o la investigación, las oportunidades son inmensas y permiten a cada cual trazar su propio camino profesional.

Consideraciones para las enfermeras que contemplan la transición a otras especialidades o funciones

La carrera de una enfermera suele estar marcada por una serie de transiciones y evoluciones, impulsadas por aspiraciones personales, oportunidades profesionales o simplemente el deseo de cambio. Considerar una transición a otra especialidad o función puede ser una decisión difícil pero compleja. He aquí algunas consideraciones clave para ayudarle en su camino.

Autodiagnóstico e introspección

Motivaciones: ¿Qué impulsa su deseo de cambio? ¿Busca nuevos retos, una mejor calidad de vida o tiene aspiraciones profesionales específicas?

Habilidades y competencias: ¿Cuáles son sus puntos fuertes y débiles? ¿Cómo se comparan con los requisitos del nuevo papel o especialidad?

- Información sobre la nueva especialidad/rol
  - **Responsabilidades y tareas:** ¿Qué implica este nuevo papel en términos prácticos? ¿Cómo será su día típico?
  - **Formación y cualificaciones:** ¿Qué nivel de formación se requiere? ¿Se requiere alguna cualificación específica?
- Consideraciones prácticas
  - **Impacto en su vida personal:** ¿El nuevo puesto le exigirá trabajar más horas o de forma escalonada? ¿Cómo afectará esto a su equilibrio entre trabajo y vida personal?
  - **Perspectivas financieras: ¿Existen** implicaciones financieras, ya sea en términos de salario, formación u otros costes asociados?
- Formación y preparación
  - **Cursos y cualificaciones:** Infórmese sobre los programas de formación y los cursos disponibles.
  - **Prácticas y tutoría:** Unas prácticas o una tutoría en el nuevo campo pueden proporcionar una valiosa experiencia y conocimientos prácticos.
- Conexión en red
  - **Hable con profesionales:** Hable con personas que ya estén trabajando en la especialidad o el puesto al que aspira. Sus comentarios pueden ser inestimables.
  - **Asistir a seminarios y conferencias:** Estos eventos pueden proporcionar oportunidades de aprendizaje y de creación de redes.
- Impacto en la carrera a largo plazo
  - **Oportunidades de desarrollo:** ¿Cómo influirá esta transición en su carrera a largo plazo? ¿Le abrirá las puertas a otras funciones o especialidades?

Encajar con los objetivos personales: ¿Esta transición está en consonancia con sus aspiraciones a largo plazo?

Preparación mental y emocional

Gestionar la incertidumbre: Todo cambio implica cierto grado de incertidumbre. ¿Está preparado para gestionar los retos y los momentos de incomodidad que puedan surgir?

Confianza en sí mismo: Cultivar la confianza en sus habilidades y en su capacidad de adaptación es crucial para una transición exitosa.

Retroalimentación y evaluación

Busque opiniones: Una vez iniciada la transición, busque opiniones periódicas que le ayuden a mejorar.

Evaluación personal: Tómese su tiempo para reflexionar sobre lo que funciona y lo que necesita ajustes.

La transición a una nueva especialidad o a un papel diferente como enfermera es un viaje que requiere reflexión, preparación y adaptabilidad. Cada etapa, desde la elección inicial hasta la integración en el nuevo papel, es una oportunidad para el aprendizaje y el crecimiento personal y profesional.

Jubilación y post-carrera : reflexión y preparación

La perspectiva de la jubilación, tras una dedicada carrera como enfermera de radiología, suele evocar una serie de emociones: desde la excitación a la nostalgia, sin olvidar cierta aprensión. Prepararse para esta nueva etapa de la vida requiere tanto cuidado, reflexión y preparación como el inicio o la mitad de la carrera profesional. He aquí una guía para afrontar esta transición con conocimiento de causa y serenidad.

Conciencia y anticipación

Pensando en la jubilación: ¿Qué significa para usted la jubilación? ¿Es un momento para descansar, para dedicarse a otras pasiones o una combinación de ambas cosas?

Planificación financiera: Evalúe sus ahorros, inversiones y cobertura médica. Consulte a un asesor financiero para planificar de forma óptima.

Salud y bienestar

Evaluación médica: Realice un chequeo médico completo para identificar y prevenir cualquier problema de salud.

Actividad física y nutrición: Adopte un estilo de vida saludable para aprovechar al máximo esta nueva etapa.

Nuevos horizontes y pasiones

Ocio y aficiones: Es el momento de explorar actividades que el tiempo o las responsabilidades profesionales no le permitían antes.

Implicación en la comunidad: Piense en retribuir, ya sea a través del voluntariado u otras formas de implicación.

Emoción y apoyo psicológico

Gestionar las emociones: La jubilación es un paso importante que puede provocar melancolía o ansiedad. Considere la posibilidad de buscar ayuda profesional para gestionar estas emociones.

Establezca contactos con jubilados: Hable con colegas que ya estén jubilados para obtener consejos y compartir experiencias.

Formación continua

Cursos y talleres: la jubilación ofrece la oportunidad de aprender y desarrollar nuevas habilidades, ya sea por placer o por reciclaje profesional.

Viajes y exploración

Descubrir el mundo: Si las condiciones lo permiten, considere la posibilidad de viajar para descubrir nuevas culturas y paisajes.

Viajes educativos : Participe en viajes organizados sobre temas específicos para combinar diversión y aprendizaje.

De vuelta a la profesión

Mentoring y coaching: Utilice su experiencia para guiar y aconsejar a los jóvenes profesionales.

Consultoría **a tiempo parcial:** Si no está preparado para abandonar por completo el mundo profesional, considere la posibilidad de desempeñar funciones de consultoría o docencia a tiempo parcial.

Hacer balance y compartir experiencias

Escribir o bloguear: Considere la posibilidad de compartir su experiencia y sus pensamientos a través de la escritura, ya sea en un libro, un blog o artículos.

La jubilación es una época de renacimiento, exploración y autodescubrimiento. Con una preparación cuidadosa, puede ser uno de los periodos más gratificantes y satisfactorios de la vida.

Capítulo 16

GESTIÓN DE LA DOSIS DE RADIACIÓN: SEGURIDAD Y EDUCACIÓN

Importancia de la minimización de la dosis

La radiología es una parte fascinante y esencial de la medicina moderna, pero conlleva sus propios retos, sobre todo en lo que se refiere a la exposición a la radiación. Aunque los avances tecnológicos han reducido considerablemente los riesgos asociados a la obtención de imágenes médicas, la importancia de minimizar la dosis de radiación que recibe el paciente sigue siendo primordial. He aquí por qué.

Reducir los riesgos para el paciente :

Efectos estocásticos: La radiación puede aumentar el riesgo de desarrollar cáncer. Aunque el riesgo asociado a un único examen es bajo, no es cero.

Efectos deterministas: Las dosis elevadas pueden causar daños directos en los tejidos, como quemaduras o úlceras.

Protección del personal médico :

El personal que trabaja regularmente con equipos radiológicos también está expuesto a la radiación. Minimizar la dosis es esencial para proteger su salud a largo plazo.

Buena práctica médica :

El principio ALARA ("Tan bajo como sea razonablemente posible") está ampliamente adoptado en radiología. Insiste en que cualquier exposición a la radiación debe estar justificada y ser tan baja como sea razonablemente posible.

La justificación de un procedimiento implica que los beneficios para el paciente superan los riesgos potenciales.

Niños y poblaciones sensibles:

Los niños son más sensibles a la radiación que los adultos. Sus células se dividen rápidamente, lo que las hace más vulnerables. Además, tienen una vida más larga por delante, lo que aumenta el riesgo de desarrollar cáncer tras la exposición a la radiación.

Ciertos grupos, como las mujeres embarazadas, también requieren una atención especial en términos de protección radiológica.

Eficacia diagnóstica :

Minimizar la dosis no significa comprometer la calidad de la imagen. Gracias a las tecnologías modernas, es posible obtener imágenes de alta calidad con dosis reducidas.

Confianza del paciente :

Informar a los pacientes sobre las medidas adoptadas para minimizar su exposición aumenta su confianza en la atención que reciben.

Responsabilidad ética y jurídica :

Los profesionales sanitarios tienen la obligación ética de no hacer daño ("primum non nocere"). También están obligados por ley a cumplir las normas de protección radiológica.

La minimización de dosis está en el corazón de la radiología moderna. Refleja un compromiso permanente con la seguridad del paciente, la calidad de la atención y la excelencia profesional. A medida que la tecnología sigue avanzando, es imperativo que los profesionales permanezcan vigilantes e informados para garantizar el bienestar de todos los implicados.

141

Técnicas de protección radiológica para pacientes y profesionales

La protección radiológica es un componente esencial de la práctica radiológica. Su objetivo es proteger tanto a los pacientes como a los profesionales sanitarios de los efectos potencialmente nocivos de las radiaciones ionizantes. En un campo en el que la exposición a la radiación es una necesidad diaria, la adopción de técnicas eficaces de protección radiológica no es sólo una responsabilidad ética, sino también una obligación legal.

1. Para el paciente :

Justificación del examen: Antes de realizar un examen radiológico, es esencial asegurarse de que está médicamente justificado. Esto implica sopesar los beneficios potenciales frente a los riesgos asociados a la exposición a la radiación.

Optimización de la dosis: utilice el ajuste más bajo posible para obtener una imagen diagnóstica de calidad. Los aparatos modernos disponen de parámetros que adaptan automáticamente la dosis en función de la edad, el tamaño y la región anatómica.

Protección contra el plomo: Utilice escudos, delantales y collares de plomo para proteger las zonas sensibles que no necesitan ser irradiadas.

Evitar radiografías innecesarias: No repita las radiografías a menos que sea absolutamente necesario.

Comunicación: Informar a los pacientes de los riesgos y beneficios, y obtener su consentimiento informado.

2. Para profesionales :

Distancia : La cantidad de radiación recibida es inversamente proporcional al cuadrado de la distancia. En otras palabras, cuanto más lejos esté de la fuente, menos radiación recibirá.

- **Blindaje:** Utilice pantallas o cabinas de plomo para protegerse durante la exposición.
- **Tiempo de exposición:** Reduzca al mínimo el tiempo que pasa cerca de la fuente de radiación. Cada segundo cuenta.
- **Protección personal:** Utilice siempre un delantal de plomo, gafas protectoras y otros equipos de protección personal cuando trabaje cerca de fuentes de radiación.
- **Control:** Lleve dosímetros personales para controlar y registrar su exposición acumulada.
- **Formación:** Asegúrese de que recibe regularmente formación e información sobre las mejores prácticas en materia de protección radiológica.
- **Mantenimiento del equipo: Garantizar** que todo el equipo se revisa y mantiene con regularidad para asegurar que funciona de forma óptima y segura.
- **Protocolos de trabajo:** Disponga de protocolos claros sobre cómo realizar los exámenes, para limitar al máximo la exposición a la radiación.

La protección radiológica es un compromiso permanente para garantizar la seguridad de los pacientes y los profesionales. Requiere una concienciación constante, una formación continua y una actualización periódica de conocimientos y habilidades. En última instancia, representa un equilibrio entre garantizar una atención de calidad al paciente y minimizar al mismo tiempo los riesgos asociados a la exposición a la radiación.

Educar a los pacientes sobre los riesgos y beneficios de la exclusión de la lista

Es habitual que los pacientes se sientan ansiosos ante la idea de someterse a exámenes en los que se utiliza radiación, principalmente por la preocupación que suscitan los riesgos para la salud. Como profesional sanitario, es su responsabilidad informar y educar a los pacientes, ofreciéndoles explicaciones claras y respondiendo a cualquier pregunta que puedan tener. Esto puede ayudar a reducir la ansiedad del paciente y obtener su cooperación durante el examen.

1. Introducción a la radiación

Definición: Simplemente explique qué es la radiación y cómo interactúa con el cuerpo.

Tipos de radiación: Distinga entre radiación ionizante (como los rayos X) y radiación no ionizante (como los ultrasonidos).

2. Ventajas de la radiación en medicina

Diagnóstico preciso: La radiación proporciona imágenes detalladas del interior del cuerpo, lo que facilita la detección de una amplia gama de patologías.

Intervenciones terapéuticas: En determinadas situaciones, como la radioterapia, se utiliza la radiación para tratar enfermedades.

Menos invasivos: Muchos exámenes radiológicos evitan la necesidad de procedimientos más invasivos.

3. Riesgos asociados a la radiación

Exposición acumulada: Discuta cómo la exposición a la radiación se acumula con el tiempo.

Probabilidad de daño celular: Aunque bajo, existe el riesgo de que las radiaciones ionizantes dañen el ADN de las células.

Riesgos para poblaciones específicas: Las mujeres embarazadas y los niños son más sensibles a los efectos de la radiación.

4. Medidas de seguridad y prevención

Minimización de la dosis: Subraye el compromiso del personal médico de utilizar la dosis mínima necesaria.

Equipo de protección: Explique el uso de escudos, delantales de plomo y otros equipos para proteger determinadas partes del cuerpo.

Comprobaciones periódicas del equipo: Asegure al paciente que el equipo se revisa regularmente para garantizar su seguridad y eficacia.

5. Importancia del consentimiento informado

Información completa: Asegurarse de que el paciente comprende los beneficios y los riesgos asociados al procedimiento.

Libertad de elección: los pacientes deben sentirse libres para hacer preguntas, expresar sus preocupaciones y tomar una decisión con conocimiento de causa.

6. Abordar las preocupaciones y los mitos

Aclaración: Corrija cualquier idea errónea que el paciente pueda tener sobre la radiación.

Referencias creíbles: Dirija a los pacientes a recursos fiables si desean obtener más información.

Educar al paciente es un paso crucial para garantizar su comprensión y cooperación. Un paciente bien informado tiene más probabilidades de seguir las instrucciones, lo que puede conducir a resultados diagnósticos o terapéuticos más eficaces. Al dedicar tiempo a explicar y tranquilizar, usted refuerza la confianza del paciente en los cuidados que se le dispensan.

Capítulo 17

ATENCIÓN AL PACIENTE CON NECESIDADES ESPECIALES

Radiología y pacientes con trastornos del espectro autista

El tratamiento de pacientes con trastornos del espectro autista (TEA) en radiología presenta retos únicos para los profesionales sanitarios. Estos pacientes pueden tener necesidades específicas y reacciones variadas al entorno radiológico, lo que exige un enfoque personalizado. Sin embargo, con una preparación adecuada y un conocimiento profundo de las particularidades de estos pacientes, es posible proporcionarles una experiencia óptima.

1. Comprender el espectro autista

   Definición y variabilidad: Es esencial reconocer que el autismo es un espectro, con una amplia gama de síntomas y niveles de funcionamiento.

   Sensibilidades sensoriales: Muchos individuos con TEA pueden ser hipersensibles o hiposensibles a ciertos estímulos, como las luces brillantes o los ruidos fuertes.

2. Preparación previa

   Enlace con los cuidadores: Hable con los padres o cuidadores para obtener información sobre la idiosincrasia del paciente, sus preferencias y los posibles desencadenantes.

   Visitas previas al examen: Si es posible, permita que el paciente visite el departamento de radiología antes del examen para que se familiarice con el entorno.

   Recursos visuales: Utilice secuencias de imágenes o vídeos para mostrar al paciente lo que puede esperar durante el examen.

3. Adaptar el entorno

   Reducción de estímulos: Reduzca las luces brillantes y los ruidos fuertes, que pueden resultar molestos para el paciente.

Zonas seguras: Proporcione una zona tranquila y segura donde los pacientes puedan relajarse antes del examen.

Herramientas de distracción: Sugiera objetos familiares o juguetes sensoriales para ayudar al paciente a relajarse.

4. Comunicación adecuada

Lenguaje claro y concreto: utilice frases sencillas y evite las expresiones figuradas.

Ayudas visuales: complemente las explicaciones verbales con ayudas visuales, como dibujos o pictogramas.

Compruebe la comprensión: Asegúrese de que el paciente ha entendido las instrucciones y las expectativas.

5. Flexibilidad durante el examen

Asigne más tiempo: Reconozca que algunos pacientes con TEA pueden necesitar más tiempo para sentirse cómodos y cooperar.

Presencia de un cuidador: Si ayuda al paciente a relajarse, permita que un familiar o cuidador permanezca cerca durante el examen.

6. Después del examen

Retroalimentación positiva: Elogie al paciente por su cooperación, sean cuales sean las dificultades encontradas.

Sugerencias para futuras visitas: Pida a los cuidadores su opinión sobre lo que funcionó y lo que podría mejorarse para futuras visitas.

Atender a pacientes con TEA en radiología requiere empatía, paciencia y adaptabilidad. Si se comprometen a ofrecer una experiencia positiva y comprenden las necesidades únicas de estos pacientes, los profesionales de la radiología pueden garantizar una atención de la máxima calidad para todos.

Adaptación del procedimiento para pacientes que sufren trastornos de ansiedad

A pesar de sus innegables ventajas diagnósticas, la radiología puede ser una fuente de ansiedad para muchos pacientes. Para los que ya padecen trastornos de ansiedad, la experiencia puede ser especialmente angustiosa. Como profesional sanitario, adaptar su enfoque para estos pacientes no es sólo una cuestión de amabilidad, sino también de eficacia médica. He aquí algunos pasos y recomendaciones que le ayudarán a apoyar mejor a estos pacientes:

1. Identificación y comunicación tempranas
   Historial médico: Compruebe si el paciente tiene antecedentes de trastornos de ansiedad cuando tome la información médica.
   Diálogo abierto: Anime a los pacientes a expresar cualquier temor o preocupación que puedan tener sobre el procedimiento.
2. Preparación previa
   Visitas previas: Permitir a los pacientes visitar el departamento de radiología con antelación para familiarizarse con el entorno.
   Recursos educativos: Proporcione folletos, vídeos u otros materiales informativos que describan el procedimiento en detalle.
3. Adaptar el entorno
   Atmósfera relajante: Utilice una iluminación tenue y colores suaves, y considere la posibilidad de poner música suave si le sienta bien al paciente.
   Apoyo emocional: Si ayuda al paciente a relajarse, permítale tener a un familiar o terapeuta a su lado.

4. Técnicas de relajación

Respiración guiada: Anime al paciente a adoptar técnicas de respiración profunda para relajarse.

Distracción: Ofrezca auriculares para escuchar música o un podcast durante el procedimiento, si es posible.

5. Presencia tranquilizadora del personal

Empatía: Muestre comprensión, escuche activamente y asegure al paciente la profesionalidad del equipo.

Comunicación clara: Informe al paciente paso a paso de lo que está ocurriendo, evite sorpresas.

6. Posibilidad de medicación

Sedantes suaves: En casos de ansiedad muy elevada, discuta la posibilidad de administrar un sedante suave tras consultar con el médico tratante.

7. Después del examen

Informe: Tómese un momento para comentar la experiencia con el paciente, para que pueda expresar sus sentimientos.

Comentarios para mejorar: Pregunte al paciente si tiene alguna sugerencia para que la experiencia le provoque menos ansiedad en el futuro.

El tratamiento de pacientes con trastornos de ansiedad en radiología requiere una mayor sensibilidad hacia las necesidades emocionales y psicológicas del paciente. Al reconocer y abordar activamente estas necesidades, los profesionales no sólo pueden mejorar la experiencia del paciente, sino también lograr mejores resultados diagnósticos gracias a la cooperación del paciente.

Técnicas de gestión pacientes claustrofóbicos

La claustrofobia es un miedo intenso a los espacios reducidos. En radiología, esto puede plantear problemas particulares durante exámenes como la resonancia magnética, en la que el paciente permanece tumbado en una máquina estrecha. Comprender y gestionar este miedo es esencial para garantizar una experiencia positiva para el paciente y obtener imágenes de calidad. He aquí algunas técnicas para tratar la claustrofobia en radiología:

1. Evaluación preliminar

   Cuestionario: Incluya preguntas sobre la claustrofobia cuando haga el historial del paciente. Esto ayuda a detectar de antemano cualquier aprensión.

2. Preparación e información

   Explicación detallada: Describa el procedimiento detalladamente, explicando cuánto durará el examen, los ruidos que pueda oír el paciente, etc.

   Recorrido por el departamento: Si es posible, ofrezca al paciente un recorrido por la sala de resonancia magnética antes del examen para que pueda familiarizarse con la máquina y el entorno.

3. Adaptar el entorno

   Espejos: Algunos equipos de resonancia magnética están equipados con espejos que permiten al paciente ver el exterior del tubo, dando una sensación de espacio.

   Luz: Una iluminación suave o una luz que cambie de color en el interior del tubo puede ayudar a relajar a algunos pacientes.

4. Comunicación durante el examen

   Contacto constante: Asegúrese de que el paciente sabe que puede ponerse en contacto con el técnico en cualquier momento. Proporcione un medio, como una campana o un globo, para señalar si necesitan un descanso.

Puesta al día regular: Informe regularmente al paciente del tiempo que le queda para el examen.

5. Técnicas de relajación

Respiración: Anime al paciente a practicar la respiración profunda para reducir la ansiedad.

Música o meditación guiada: Utilizar auriculares para escuchar música suave o meditación guiada puede ayudar a distraer y calmar al paciente.

6. Uso de sedantes

Si las técnicas de relajación no son suficientes, comente con el médico la posibilidad de administrar un sedante suave.

7. Alternativas a la resonancia magnética tradicional

Resonancia magnética abierta: Si su establecimiento dispone de ella, ofrézcale un examen con una resonancia magnética abierta, que es menos confinada.

8. Apoye

Presencia tranquilizadora: Para algunos pacientes, la presencia de alguien cercano durante el examen (siempre que no afecte a la calidad de las imágenes) puede ser de ayuda.

Tratar la claustrofobia en radiología requiere paciencia, empatía y adaptabilidad. Tomándose el tiempo necesario para comprender las necesidades del paciente y utilizando las técnicas adecuadas, es posible crear una experiencia más cómoda para el paciente al tiempo que se garantizan imágenes de calidad para el diagnóstico.

Capítulo 18

TECNOLOGÍAS EMERGENTES Y EL FUTURO DE LA RADIOLOGÍA

Una mirada a los posibles desarrollos imagen médica

La imagen médica ha recorrido un notable camino desde el descubrimiento de los rayos X en 1895. En la intersección de la tecnología y la medicina, este campo ha seguido evolucionando, mejorando la precisión de los diagnósticos, la comodidad de los pacientes y el flujo de trabajo de los profesionales sanitarios. Echemos un vistazo a las tendencias e innovaciones que podrían dar forma al futuro de la imagen médica.

1. Inteligencia artificial (IA) y aprendizaje automático

   Análisis e interpretación: la IA podría ayudar a detectar anomalías sutiles, a menudo invisibles para el ojo humano, haciendo que los diagnósticos sean más precisos.

   Optimización de los protocolos de obtención de imágenes: la IA podría ajustar los parámetros del equipo en tiempo real para obtener las mejores imágenes posibles.

2. Imágenes híbridas

   Combinación de modalidades de imagen como PET-RM o PET-TC para proporcionar información complementaria, mejorando el diagnóstico y la planificación terapéutica.

3. Imágenes en 3D y realidad aumentada

   Los cirujanos podrían utilizar imágenes tridimensionales interactivas para planificar y simular intervenciones quirúrgicas complejas.

4. Radiómica :

   La radiómica pretende extraer un gran número de características de las imágenes médicas, allanando el camino para análisis más detallados de tumores y patologías.

5. Avances en el contraste

Desarrollo de nuevos agentes de contraste más seguros y específicos para diferentes patologías.

6. Imagen molecular :

Visualización de los procesos bioquímicos a nivel molecular, lo que ofrece la posibilidad de una detección precoz de las enfermedades.

7. Equipos más eco-responsables :

Diseñar equipos que utilicen menos radiación o productos químicos nocivos, en línea con las iniciativas ecológicas.

8. Portabilidad y telerradiología :

Con los avances tecnológicos, el diagnóstico por imagen podría ser más móvil, lo que permitiría realizar diagnósticos a distancia y ofrecer soluciones para regiones remotas o insuficientemente equipadas.

9. Imágenes sin radiación :

Investigación de modalidades de diagnóstico por imagen que no utilicen radiación, como ciertas formas de ultrasonidos o resonancia magnética.

10. Formación inmersiva :

Utilizar la realidad virtual y aumentada para formar a los profesionales de la imagen, sumergiéndolos en escenarios virtuales para una experiencia de aprendizaje en profundidad.

La evolución potencial de la imagen médica promete revolucionar la forma de diagnosticar, tratar y gestionar las enfermedades. Al integrar las últimas tecnologías y situar al paciente en el centro de cada innovación, el futuro de la imagen médica se presenta apasionante y prometedor, con mejoras continuas en la atención al paciente.

Impacto de la inteligencia artificial y robótica

La llegada de la inteligencia artificial (IA) y la robótica al campo de la radiología es comparable a la aparición de los rayos X a principios del siglo XX. Estas tecnologías están cambiando radicalmente la forma en que percibimos, analizamos y utilizamos las imágenes médicas. Echemos un vistazo a su impacto en la profesión, los pacientes y la calidad de la atención.

1. Mejora del diagnóstico :

Detección precoz: la IA puede identificar anomalías con una precisión asombrosa, a veces incluso antes de que sean visibles para el ojo humano. Esto puede permitir una intervención temprana y mejorar el pronóstico.

Reducción de errores: la IA ofrece una segunda opinión, lo que minimiza los errores de interpretación y evita diagnósticos erróneos u omitidos.

2. Flujo de trabajo optimizado :

Automatización de tareas rutinarias: la IA puede encargarse de tareas repetitivas, como la segmentación o anotación de imágenes, liberando tiempo del personal.

Priorización de casos urgentes: La IA puede clasificar los exámenes en función de su gravedad, garantizando que los casos que requieren atención inmediata se traten con prioridad.

3. Robótica en radiología intervencionista :

Los robots pueden ayudar a los radiólogos en los procedimientos invasivos, mejorando la precisión, reduciendo el tiempo de los procedimientos y minimizando la radiación para el personal.

4. Atención personalizada :
   La IA puede analizar miles de imágenes para determinar las mejores modalidades y parámetros de diagnóstico por imagen para un paciente concreto.
5. Mejora de la protección contra las radiaciones :
   Gracias a la IA, es posible obtener imágenes de alta calidad con dosis de radiación más bajas, reduciendo así los riesgos para los pacientes.
6. Formación y educación :
   Los sistemas de IA pueden utilizarse como herramientas de enseñanza para los estudiantes de radiología, proporcionándoles información en tiempo real y ayudando a la formación continua de los profesionales.
7. Asistencia a distancia :
   La combinación de la telerradiología y la IA permite a los radiólogos ofrecer diagnósticos precisos incluso a distancia, lo que resulta especialmente útil en regiones remotas o insuficientemente equipadas.
8. Anticiparse a los desafíos éticos :
   Con la creciente adopción de la IA, es esencial establecer directrices éticas que garanticen la confidencialidad de los pacientes, la transparencia de las decisiones y la ausencia de sesgos en los algoritmos.

Aunque la IA y la robótica en radiología abren perspectivas apasionantes, es crucial recordar que están ahí para complementar, no para sustituir, el papel del radiólogo. La experiencia humana, la compasión y el juicio clínico siguen siendo el núcleo de la profesión. Sin embargo, con estas herramientas, los radiólogos están mejor equipados para ofrecer una atención de calidad, precisa y personalizada a sus pacientes.

Consideraciones éticas
sobre futuras innovaciones

La radiología, en la encrucijada de la tecnología y la medicina, está en constante evolución. Cada nuevo avance ofrece perspectivas apasionantes para mejorar el diagnóstico y el tratamiento. Sin embargo, estas innovaciones no están exentas de preocupaciones éticas. Profundicemos en estos retos y reflexionemos sobre la mejor manera de sortearlos.

1. Inteligencia artificial (IA): ¿Amiga o enemiga?

Fiabilidad de la IA: ¿Cómo podemos garantizar que las decisiones tomadas por la IA son correctas? La confianza ciega en la tecnología puede conducir a errores médicos.

Educación y formación: Si los radiólogos jóvenes confían demasiado en la IA, ¿existe el riesgo de que no desarrollen plenamente sus capacidades de diagnóstico?

2. La confidencialidad en la era digital :

Protección de datos : Con cada vez más datos de pacientes en línea, ¿cómo podemos garantizar su seguridad?

Consentimiento del paciente : ¿Están los pacientes suficientemente informados sobre cómo se utilizan sus datos, especialmente en la investigación?

3. Accesibilidad de las nuevas tecnologías :

Disparidades en la atención sanitaria: ¿Pueden todos los centros sanitarios permitirse las últimas innovaciones? ¿Existe el riesgo de que aumenten las diferencias entre los centros bien equipados y los demás, sobre todo en las regiones menos desarrolladas?

4. La autonomía del paciente y el "derecho a no saber" :

Con la creciente precisión de las técnicas de diagnóstico por imagen, podemos detectar anomalías que no son relevantes para el problema médico actual del paciente. ¿Cuándo y cómo debe informarse a los pacientes de estos "hallazgos casuales"?

5. La robótica y la deshumanización de los cuidados :

Si los robots desempeñan un papel cada vez más importante en los procedimientos, ¿cómo puede mantenerse el aspecto humano y empático de la atención? ¿Existe el riesgo de que se altere la relación médico-paciente?

6. Evolución genética e imagen :

Las nuevas técnicas de diagnóstico por imagen podrían llegar a proporcionar información sobre la susceptibilidad genética a ciertas enfermedades. ¿Plantea esto cuestiones éticas sobre confidencialidad y discriminación?

7. Implicaciones éticas de la investigación :

¿Cómo podemos garantizar que los ensayos clínicos con nuevas técnicas de imagen se lleven a cabo de forma ética, especialmente en poblaciones vulnerables?

Las innovaciones en radiología, aunque extremadamente beneficiosas, plantean muchas cuestiones éticas. Para garantizar una atención centrada en el paciente, es crucial que los profesionales de la radiología permanezcan vigilantes, se mantengan regularmente informados y entablen un diálogo ético sobre estas cuestiones. La ética debe ir de la mano de la tecnología, garantizando que cada avance se haga en el mejor interés del paciente.

Capítulo 19

DESARROLLO PROFESIONAL

Mantenerse al día:
Importancia de la formación continua

En el dinámico y tecnológicamente avanzado campo médico de la radiología, el statu quo no es una opción. Los profesionales sanitarios, incluidos los enfermeros de radiología, se encuentran a la vanguardia de descubrimientos, innovaciones y metodologías en constante evolución. Por eso la formación continua no sólo es deseable, sino esencial. He aquí una mirada en profundidad a su importancia.

1. Tecnología en constante evolución
Uno de los aspectos más sorprendentes de la radiología es el rápido ritmo del progreso tecnológico. Desde máquinas de obtención de imágenes más precisas hasta sofisticados programas informáticos de análisis y la integración de la inteligencia artificial, mantenerse al día es crucial. La formación continua proporciona a los profesionales las habilidades que necesitan para dominar estas herramientas.

2. Mejorar la calidad de la atención
Con un mayor conocimiento y una formación más profunda, las enfermeras pueden ofrecer unos cuidados de mayor calidad. Comprender los matices de las nuevas técnicas o las mejores prácticas puede significar la diferencia entre un diagnóstico preciso y un posible error.

3. Reducción de riesgos
La radiología, aunque increíblemente beneficiosa, conlleva riesgos, sobre todo en cuanto a la exposición a la radiación. La formación continua permite a los profesionales comprender estos riesgos y aprender los mejores métodos para minimizarlos.

4. Desarrollo profesional

En un campo tan competitivo, destacar es esencial. Las enfermeras que invierten en su formación continua demuestran un compromiso con su profesión, lo que puede abrirles las puertas a oportunidades avanzadas o especializaciones.

5. Cumplimiento de los requisitos reglamentarios

Muchos países y regiones tienen requisitos específicos de formación continua para los profesionales sanitarios. Mantenerse al día de estos requisitos es esencial si quiere conservar su licencia o certificación.

6. Compromiso con el paciente

Los pacientes esperan recibir unos cuidados de la mayor calidad posible. Al invertir en formación continua, las enfermeras demuestran su compromiso de proporcionar unos cuidados excepcionales, lo que aumenta la confianza de los pacientes.

7. Adaptabilidad a las necesidades cambiantes de los pacientes

A medida que las enfermedades y afecciones evolucionan, también lo hace la forma en que las diagnosticamos y tratamos. La formación continua prepara a los enfermeros para adaptarse a estos cambios, garantizando una atención óptima al paciente.

La formación continua en radiología no es un lujo, sino una necesidad. Encarna el compromiso del profesional con la excelencia, la renovación y la prestación de los mejores cuidados posibles. En un mundo en el que la tecnología y los métodos evolucionan rápidamente, mantenerse al día es la clave del éxito y la excelencia en la asistencia sanitaria.

Especialización y certificación en radiología

La radiología es un campo amplio con una serie de especialidades que permiten a enfermeras y tecnólogos centrarse en áreas específicas. Aunque todos los profesionales de la radiología comparten un conjunto básico de habilidades, la especialización puede profundizar los conocimientos en áreas específicas, mejorar la calidad de la atención y abrir las puertas a oportunidades avanzadas. La certificación es a menudo una garantía de esta especialización.

1. ¿Por qué especializarse?

   Conocimientos profundos: La especialización le permite desarrollar conocimientos punteros en un área concreta de la radiología, como la resonancia magnética, la mamografía o la radiología intervencionista.

   Salidas profesionales: La especialización puede conducir a puestos de liderazgo, docencia o investigación en campos específicos.

   Satisfacción profesional: Dominar un subcampo concreto puede ofrecer una profunda satisfacción al contribuir al avance de la profesión.

2. Áreas de especialización actuales

   Radiología intervencionista: Disciplina basada en el uso de imágenes para guiar procedimientos médicos mínimamente invasivos.

   Mamografía: Se centra en la obtención de imágenes de la mama para detectar el cáncer y otras anomalías.

   Imagen pediátrica: Radiología específicamente adaptada a las necesidades de los niños.

   Neurorradiología: diagnóstico por imagen del sistema nervioso, incluidos el cerebro, la médula espinal y los nervios.

Radiología musculoesquelética: se centra en los huesos, las articulaciones y los tejidos blandos asociados.

3. El proceso de certificación

Formación avanzada: Antes de obtener la certificación, a menudo es necesario seguir una formación adicional, ya sea en forma de cursos, talleres o programas de residencia.

Examen: La certificación suele requerir la superación de un examen específico del área de especialización.

Renovación: Como ocurre con la mayoría de las cualificaciones profesionales, puede ser necesario renovar la certificación con regularidad, lo que a menudo implica una formación continua.

4. La importancia de la certificación

Reconocimiento profesional: La certificación es una garantía de competencia en un campo determinado y a menudo la buscan los empleadores.

Mejora de la calidad de la atención: la certificación garantiza que el profesional posee los conocimientos y habilidades necesarios para proporcionar una atención de alta calidad.

Compromiso con la profesión: La búsqueda de la certificación demuestra un compromiso con la excelencia en el campo de la radiología.

Especializarse y obtener la certificación en radiología son pasos que permiten a enfermeras y tecnólogos destacar en su campo, ofrecer una atención excepcional y desarrollarse profesionalmente. En un sector médico en constante evolución, luchar por la excelencia es siempre una prioridad.

Bienestar y gestión del estrés :
Cuidarse cuidar de los demás

El campo de la medicina, con su naturaleza exigente y sus responsabilidades a menudo onerosas, puede suponer una presión considerable para los profesionales sanitarios. Para las enfermeras de radiología, donde la precisión, la paciencia y la compasión son esenciales, el bienestar personal no es sólo un lujo, sino una necesidad. En este capítulo, profundizamos en la importancia de cuidar de nosotros mismos para poder cuidar de los demás.

1. Reconocer el agotamiento y el estrés laboral

   Síntomas del agotamiento: Agotamiento emocional, cinismo, sentimientos de ineficacia y síntomas físicos como fatiga, trastornos del sueño y dolores de cabeza.

   Factores de riesgo: Largas jornadas laborales, falta de apoyo, presión para obtener diagnósticos precisos y la necesidad constante de empatizar con los pacientes.

2. La importancia del equilibrio entre trabajo y vida privada

   Definición: El equilibrio entre trabajo y vida privada es la capacidad de dividir el tiempo y los recursos entre las obligaciones profesionales y las personales.

   Consecuencias de la falta de equilibrio: agotamiento, relaciones personales tensas, reducción de la calidad de los cuidados y riesgos para la salud.

3. Estrategias de gestión del estrés

   Técnicas de relajación: meditación, yoga, técnicas de respiración profunda y visualización.

   Dedicar tiempo de calidad: Valorar los descansos, tomarse vacaciones, pasar tiempo con los seres queridos y disfrutar de las aficiones.

   Establecer límites: Decir no, delegar tareas y tomarse descansos regulares.

4. La importancia de la salud física

    Dieta equilibrada: Coma alimentos variados, evite los excesos y manténgase hidratado.

    Actividad física: Incorpore el ejercicio a su rutina, ya sea un paseo a paso ligero, correr, bailar o cualquier otra actividad que le ponga en movimiento.

    Sueño: Valorar el sueño de calidad, mantener un horario de sueño regular y crear un entorno propicio para el descanso.

5. Salud mental y emocional

    Apoyo social: Comparta sus preocupaciones con colegas, amigos o familiares, y no dude en buscar ayuda profesional.

    Aficiones y pasatiempos: Encuentre actividades que le relajen y emocionen, ya sea la lectura, el arte, la música o la cocina.

    Formación en resiliencia: Desarrollar la capacidad de recuperarse de situaciones difíciles, utilizando técnicas de gestión del estrés y una actitud positiva.

Cuidarse no es un acto egoísta, sino una necesidad para quienes están en primera línea de la atención al paciente. Fomentando el bienestar y la gestión del estrés, las enfermeras de radiología no sólo pueden mejorar su calidad de vida, sino también la calidad de los cuidados que prestan. Al fin y al cabo, un cuidador bien descansado, equilibrado y feliz es un cuidador eficaz.

Conclusión

Reflexiones finales :
El impacto de la enfermera de radiología

A medida que explora las múltiples facetas del papel de la enfermera de radiología, descubre rápidamente que no se trata sólo de una profesión técnica. Es una vocación que exige tanto habilidad como compasión, precisión y paciencia. En este capítulo final, pretendemos destacar el profundo impacto que estos profesionales sanitarios tienen, no sólo en la medicina, sino en la vida de cada paciente con el que se encuentran.

1. Más que una técnica
La enfermera de radiología es el vínculo entre la tecnología médica y el paciente. No es sólo la que coloca al paciente o administra un medio de contraste. También es la que tranquiliza, escucha y guía. Su capacidad para combinar los conocimientos técnicos con un toque humano marca la diferencia.

2. Un impacto duradero en los pacientes
La imagen puede diagnosticar, pero es el cuidador quien cura. Los pacientes a menudo recuerdan menos la máquina que a la enfermera que les apoyó durante un procedimiento. Ese momento de compasión, ese intercambio tranquilizador, esa mano sostenida con firmeza pueden dejar una impresión indeleble.

3. El papel fundamental en un equipo multidisciplinar
Dentro de una clínica u hospital, la enfermera de radiología suele ser el enlace entre varios especialistas. Trabajan con radiólogos, tecnólogos, médicos remitentes y otros profesionales para garantizar una atención integral al paciente. Su versatilidad y su capacidad para comunicarse eficazmente son esenciales para el éxito del proceso de tratamiento.

4. La constante evolución de la profesión
En la era de la tecnología digital y la inteligencia artificial, el campo de la radiología evoluciona constantemente. Las enfermeras de radiología no sólo adquieren habilidades, sino que siguen adaptándose, aprendiendo y creciendo. Su dedicación a la formación continua es un testimonio de su compromiso con la excelencia profesional.

5. Una herencia de humanidad en un mundo de tecnología
La tecnología puede evolucionar, pero las necesidades fundamentales de la humanidad -ser escuchada, comprendida, tranquilizada- permanecen constantes. La enfermera de radiología, a pesar de los avances técnicos, sigue siendo un recordatorio conmovedor de que la medicina, en el fondo, es un arte de la humanidad.

Al reflexionar sobre el impacto de la enfermera de radiología, nos vemos abocados a reconocer que cada gesto, cada palabra, cada acción tiene su peso. Este libro ha intentado abarcar la profundidad y la complejidad de esta profesión, pero al final, la esencia de la profesión reside en esos momentos intangibles de humanidad. Es una llamada a todas las enfermeras de radiología para que asuman plenamente su papel, ya que no sólo dan forma al futuro de la medicina, sino también a los corazones y las mentes de aquellos a los que sirven.

Recursos adicionales :
Dónde obtener más información

Adentrarse en el mundo de la radiología es embarcarse en un viaje de aprendizaje continuo. Para ayudar a nuestros lectores a navegar por este vasto océano de información, hemos recopilado una lista de recursos esenciales que le proporcionarán una mayor profundidad y perspectiva sobre los temas tratados en este libro.

1. Libros y publicaciones especializadas

"Essentials of Radiographic Physics and Imaging" de James Johnston y Terri L. Fauber: Un libro exhaustivo sobre los fundamentos de la radiología.

"Radiology Nursing: Scope and Standards of Practice": Una guía esencial para las enfermeras de radiología.

"Journal of Radiology Nursing": una revista académica especializada que cubre las últimas investigaciones y las mejores prácticas.

2. Páginas web y plataformas educativas

RadiologyInfo.org: gestionado por el Colegio Americano de Radiología (ACR) y la Sociedad Radiológica de Norteamérica (RSNA), este sitio ofrece abundante información para pacientes y profesionales.

AuntMinnie.com: un portal de noticias y formación continua para profesionales de la radiología.

RSNA.org: La página web oficial de la Sociedad Radiológica de Norteamérica ofrece recursos educativos, noticias e información sobre los próximos eventos.

3. Organizaciones y asociaciones

Colegio Americano de Radiología (ACR): Una importante organización que ofrece certificación, formación y recursos para profesionales.

Asociación de enfermería radiológica y de imagen (ARIN): Dedicada a las enfermeras de radiología, ofrece formación, certificación y oportunidades para establecer contactos.

4. Conferencias y seminarios

Reunión anual de la RSNA: Una cita ineludible para los profesionales de la radiología, en la que se presentan los últimos avances tecnológicos, sesiones educativas y oportunidades para establecer contactos.

- **Congreso Europeo de Radiología (ECR)**: Un evento similar a la RSNA, pero centrado en Europa.

5. Cursos en línea y seminarios web

- **Radiopaedia.org**: un recurso gratuito de aprendizaje en línea sobre radiología con cursos, cuestionarios y artículos.
- **Coursera y edX**: Estas plataformas de aprendizaje en línea ofrecen cursos relacionados con la radiología diseñados por las principales universidades e instituciones.

6. Podcasts y vídeos

- **Radiology Firing Line (RFL)**: Un podcast con entrevistas a expertos y líderes de opinión en el campo de la radiología.
- **Canal de radiología en YouTube:** vídeos educativos, demostraciones y entrevistas para complementar su aprendizaje.

En un campo en constante evolución como la radiología, es crucial mantenerse actualizado e informado. Esperamos que estos recursos le sirvan de trampolín para profundizar sus conocimientos y enriquecer su carrera.

Agradecimientos : Las personas que hacen posible nuestro trabajo

Escribir este libro no ha sido una hazaña insignificante, y el camino para lograrlo ha estado empedrado de experiencias, aprendizajes y colaboraciones inestimables. Más allá de las páginas de este libro, hay una multitud de personas cuyo apoyo, perseverancia y contribuciones han hecho posible esta aventura. Es hora de expresar mi gratitud a todos ellos.

175

A mis mentores

A los radiólogos y profesionales sanitarios que me han guiado a través de los entresijos de la radiología y han compartido su sabiduría clínica, un enorme agradecimiento. Su pasión por la profesión me ha inspirado en cada paso del camino.

A todas las enfermeras de radiología

Cada testimonio, cada historia compartida ha sido un ladrillo en la construcción de este libro. Vuestra dedicación al bienestar de los pacientes es el corazón palpitante de nuestra profesión. Vuestras anécdotas y experiencias han dado vida a este texto.

Al equipo editorial

Gracias por vuestra infinita paciencia, vuestros comentarios constructivos y vuestra capacidad para transformar mis palabras en una narración fluida y accesible. Sin vosotros, este libro no sería más que una colección de notas dispersas.

A los pacientes

Por su confianza y valentía, por cada pregunta que hacen, cada sonrisa que comparten, cada lágrima que derraman, les estoy eternamente agradecida. Sois un recordatorio diario de por qué hacemos lo que hacemos.

A mi familia y amigos

Por vuestro apoyo inquebrantable, por ser mi salvavidas en los momentos difíciles, por celebrar cada pequeña victoria, os lo debo todo a vosotros. Vuestro amor y vuestro aliento me han sacado adelante.

A ustedes, queridos lectores

Por último, gracias por tener este libro en sus manos. Tanto si es usted un novato curioso como un veterano en la materia, espero que esta guía le resulte útil y enriquezca su comprensión de la radiología. Su búsqueda de conocimientos es la razón de ser de este libro.

La radiología, como todos los campos de la medicina, es un trabajo de equipo. Este trabajo es un reflejo de esa colaboración. A todos los que se han cruzado en mi camino y han hecho que este viaje sea inolvidable, desde el fondo de mi corazón, gracias.

Glosario de términos clave

Angiografía: Técnica de diagnóstico por imagen que utiliza rayos X para visualizar los vasos sanguíneos.

Biometría: Medición de características físicas o biológicas.

TC (o TAC): La tomografía computarizada, también conocida como TAC, es una técnica de diagnóstico por imagen que utiliza rayos X para crear imágenes detalladas de órganos, huesos y otros tejidos.

Densitometría: Medición de la densidad, a menudo utilizada para evaluar la densidad ósea.

Ecografía: Técnica de diagnóstico por imagen que utiliza ondas sonoras para crear imágenes de los órganos internos.

Fluoroscopia: Técnica de diagnóstico por imagen que utiliza rayos X para obtener imágenes en tiempo real, a menudo utilizada durante procedimientos médicos.

IRM: Resonancia magnética, una técnica de diagnóstico por imagen que utiliza campos magnéticos para obtener imágenes detalladas.

Isótopo: Forma de un elemento con el mismo número de protones pero diferente número de neutrones.

Mamografía: examen con rayos X de las mamas, utilizado principalmente para la detección del cáncer de mama.

:PACS Sistema de Archivo y Comunicación de Imágenes. Se trata de un sistema informático que almacena, recupera, distribuye y presenta imágenes médicas.

Radiografía: Técnica de diagnóstico por imagen que utiliza rayos X para visualizar las estructuras internas del cuerpo.

Protección contra las radiaciones: Todos los medios de protección contra las radiaciones ionizantes.

Escáner: Véase TAC/TC.

Telerradiología: práctica de la radiología a distancia, en la que las imágenes se transmiten de un lugar a otro para su interpretación y/o consulta.

Termografía: Técnica de imagen que detecta el calor para crear una "imagen" de la distribución de la temperatura de una zona del cuerpo.

Ultrasonidos: Ondas sonoras de alta frecuencia utilizadas en ecografía.

Este glosario ofrece una visión general de los términos utilizados habitualmente en radiología. Para obtener una definición más detallada o información sobre términos específicos no incluidos aquí, se recomienda consultar recursos especializados en el campo de la radiología.

Referencias científicas y médicas

Bushberg, J. T., Seibert, J. A., Leidholdt Jr, E. M., & Boone, J. M. (2011). *The Essential Physics of Medical Imaging* (3ª ed.). Lippincott Williams & Wilkins.

Cherry, S. R., Sorenson, J. A., & Phelps, M. E. (2012). *Physics in Nuclear Medicine* (4ª ed.). Elsevier.

Hendee, W. R., & Ritenour, E. R. (2002). *Física de la imagen médica* (4ª ed.). Wiley-Liss.

Huda, W. (2008). *Revisión de física radiológica* (3ª ed.). Lippincott Williams & Wilkins.

Kremkau, F. W. (2015). Ecografía diagnóstica: Principios e instrumentos (8ª ed.). Elsevier.

McQuillen Martensen, R. (2014). *Análisis de imágenes radiográficas* (4ª ed.). Elsevier.

Mettler Jr, F. A., & Guiberteau, M. J. (2011). *Essentials of Nuclear Medicine Imaging* (6ª ed.). Elsevier.

Mitchell, C., & Haroun, L. (2018). Introducción al papel de la imagen médica en el diagnóstico y el tratamiento. Oxford University Press.

Prokop, M., Galanski, M., & Schaefer-Prokop, C. (2003). *Tomografía computarizada espiral y multicorte del cuerpo*. Thieme.

Ramachandran, R., & Swamiathan, V. (2016). Radiología diagnóstica: Avances recientes y física aplicada a la imagen. Jaypee Brothers Medical Publishers.

Samei, E., & Flynn, M. J. (2013). Manual de imagen médica: Volumen 1. Física y psicofísica. SPIE Press.

Suetens, P. (2009). *Fundamentos de la imagen médica* (2ª ed.). Cambridge University Press.

Thrall, J. H., & Ziessman, H. A. (2017). *Medicina nuclear: Los requisitos* (4ª ed.). Elsevier.

Estas referencias son ejemplos de los principales recursos utilizados por los profesionales de la radiología. Para obtener información detallada sobre temas concretos, se recomienda consultar estos libros u otras publicaciones especializadas en el campo de la radiología. También es aconsejable consultar periódicamente las últimas ediciones y las revistas especializadas para mantenerse al día de los avances en este campo.

Bonnefoy, O., & Favelle, O. (2016). Manual de radiología para estudiantes. Elsevier Masson.

Burgener, F., Kormano, M., & Pudas, T. (2014). *Atlas de poche de Radiologie clinique*. París: Flammarion.

Chabrot, P., & Boyer, L. (2018). Imágenes transversales del corazón y los vasos: Actas de la 5ª reunión de la SFC y la SFR: París, 14-15 de marzo de 2013. Springer.

Darai, E., Bazot, M., & Thomassin-Naggara, I. (2015). *Imagerie de la femme*. París: Lavoisier.

Delmas, V., & Delmas, A. (2016). Anatomía médica: Aspectos fundamentales y aplicaciones clínicas. París: Maloine.

Grenier, P., Lacombe, P., & Manelfe, C. (2017). *Imagerie en urgence*. Elsevier Masson.

Hangard, C., & L'Her, P. (2015). *Urgences radiologiques*. París: Elsevier.

Menu, Y., & Cadranel, J. (2019). *Imagen digestiva*. París: Lavoisier.

Perlemuter, L., & Lewin, M. (2018). *Guide clinique d'odontologie*. París: Elsevier Masson.

Taourel, P., & Dauzat, M. (2014). *Imagenología del tórax*. París: Lavoisier.

Tardivon, A., & Athanasiou, A. (2016). *Imágenes mamarias*. París: Lavoisier.

Varoquaux, A., & Barral, M. (2015). *Atlas de imagen genitourinaria*. Springer.

Vialle, R., & Dimeglio, A. (2017). *Radiología en ortopedia*. Elsevier Masson.

Los libros enumerados son las principales referencias en lengua francesa para los profesionales de la radiología.

Para profundizar en determinados temas, se recomienda consultar estos libros u otras publicaciones francófonas especializadas en el campo de la radiología. Para mantenerse al día de los avances y descubrimientos, también es aconsejable seguir las publicaciones recientes y las revistas francófonas especializadas en radiología.